내과 한방진료

내과 한방진료

『EBM 한방내과 진료의 실제』

이와사키 코우 노가미 타츠야 요시자와 마사키 지음
권승원 옮김

❧ 시작하며 ❧

일반 진료를 담당하는 의사들에게 잘 팔릴 한방책은 어떤 것일까? 아마도 "감기에 갈근탕! 설사에 오령산!"처럼 흔한 질환에 바로 사용할 수 있는 한방약을 일괄 정리해 둔 것일 듯하다. 질환별로 2~3종류의 한방약을 열거하고, 간단한 사용 요령을 적어둔 책이라면 반응이 좋을 것 같다.

반대로 "태양병(太陽病)이란~" 같은 해설로 시작하여 태양병 처방을 해설해 둔 책은 잘 팔리지 않을 듯하다. 독자는 태양병이 무엇인지 알고 싶은 것이 아니다. 아니 태양병이라 불리는 병의 존재조차 알지 못한다. '처음 듣는데… 그만큼 드문 질환인가?' 라고 생각해버릴지도 모른다.

그런데 한방진단('변증'이라고 하는)을 붙일 수 있는 질환은 결코 드물지 않다. 오히려 흔해 빠졌다.

내 경험이다. 한 번은 급성위장염에 걸렸다. 휴일 점심 식사로 나온 장어찬합을 먹은 것이 문제를 일으켰다. 저녁이 되자 위가 너무 아프고 괴로웠다. 배를 누르니 더 아팠다. 대변은 나오지 않았다. 구역감도 없었다. 위에 덩어리 같은 것이 걸린 것 같으면서 트림을 하면 점심에 먹었던 장어 냄새가 올라왔다. 하나도 소화가 되지 않은 것이다. 그때 열감이 있는 것 같아 재보니 36.9℃. 평상시와 비교하면 확실한 미열이었다. (나로서는…) 땀이 축축하게 났다. 오한은 없고, 열감은 있었다.

그때 딱 생각이 났다. 변이 나오지 않는다. 열감이 있다. 위가 아프다. 한방의 유명한 고전 《상한론(傷寒論)》에 나오는 "양명지병(陽明之病), 위가실시야(胃家實是也) (양명병이란 위에 병의 원인이 존재하는 것이다)"다. 지금 내가 딱 이거다. 그래서 양명병으로 변증했다.

양명병 치료법은 하(下) 시키는 것이다. 그래서 자기 전 우리 집에 있던 유일한 사하제인 마자인환을 3포 복용하고 자니, 다음날 아침 대변을 볼

수 있었고, 이후 위 상태가 좋아졌다. 왠지 오랜만에 튀김이 먹고 싶어져, 점심으로 센다이 미츠코시 츠나하치(つな八, 역자 주: 1924년 문을 연 일본의 튀김 전문점)에서 튀김덮밥을 먹었지만 별문제가 없었다. 그 대신 두 번 설사를 했다. 배가 매우 편해졌다는 느낌이 들었다.

양명병이나 태양병? "ICD에 수록도 되어 있지 않은 병이 실재하긴 하는가?"라며 의문을 가질 사람이 있을지도 모르겠으나, 사실 이런 상황은 우리가 일상에서 셀 수 없이 직접 경험하고는 한다.

"아니! 그건 위내시경을 해보지 않으면 진단할 수 없어. 아마도 FD의 일종일 것이고, ~~타입에 해당한다"고 이야기할 수도 있겠다. 특별히 반대하지는 않지만, 그렇게 진단하고 그에 걸맞은 치료를 해서, 하룻밤 만에 낫는다면 그것도 좋겠다. 그렇게 생각하면, 양명병이라 변증을 해서 마자인환을 복용하고 하룻밤 만에 나았기 때문에 이것도 좋은 것이다. 제대로 나을 수만 있다면 어느 쪽 사고방식이든 활용하지 않을 이유가 없다. 그리고 한방으로 환자를 치료하려면, '양명병'이라는 변증을 할 줄 알아야 더욱 효과가 있을 것이다.

그런 점을 곰곰이 생각하여 이 책에는 군이 한방진단(변증)에 대해 설명을 해두었다. 다만, 변증학을 하나에서부터 열까지 설명하지는 않았다. 그렇게 하면, 가르치는데 5년은 족히 걸릴 것이다. 어디까지나 일상 진료에서 한방약을 사용하기 위해 필요한 범위에서만 설명해두었다. 그것도 아주 쉽게 설명했다. 한방전문의라면 쓸데없다고 할지 모를 설명도 있는데, 본질에서는 벗어나지 않게 해두었다. 그리고 이 책은 졸저《고령자 한방진료》(마루젠출판, 역자 주: 고령자 한방진료〈청홍, 한국어 번역판〉)의 속편 같은 것이다. 함께 읽는다면 더욱 이해가 쉬울 것 같다.

근거(evidence)는 다루지 않을 수 없다. 이 시대에 근거를 보여주지 않는 교과서가 있을 수 있겠는가! 다만 근거를 제시하자면 어떻게 될 것인지는 사실 이 책을 쓰기 전부터 거의 예상이 되었다. 그것은 본론을 읽어보면 알 수 있을 것이다.

일반적인 내과학책에 준하여 책을 구성했다. 제1장 '태양병'으로 구성해서는 책이 팔리지 않을 것 같아서이다. 그렇다고 해서, 내과전문의 시험에만 나올법한 희귀질환은 그다지 다루지 않았다. 그런 것을 한방으로 치료할 기회가 없다고는 할 수 없지만, 그런 것은 한방전문의에게 맡겨주는 것이 무난하겠다. 주로 '일반내과'에서 만나게 되는 흔한 질환으로 이 책을 구성했다. 다만, 내 관심사이기도 한 '방문재택진료'에는 한 장을 할당했다. 내과에만 국한된 것이라 볼 수 없지만, 현대 사회에서 빼놓을 수 없는 주제이기도 하기 때문이다. 또한 심신의료, 부인과진료도 '일반내과의가 다룰 수 있는 범위에서' 언급해 두었다. 순수한 내과에서는 약간 벗어나지만, 한방을 하다보면 아무래도 이런 내용과 관련된 수요가 생길 수 있기 때문이다. 그런 이유에서 이 책은 내과라고 이름은 붙였지만, 《종합진료 한방치료》에 대한 책이라고 할 수도 있겠다.

그리고 이 책에서는 일본한방과 중의학을 비교하여 이야기했다. 둘의 차이에 대해서는 전작인 《고령자 한방진료》에 개략적으로 서술해 두었으므로 자세히 다루지는 않을 것이지만, 중의학이 익숙하지 않은 독자들을 위해 한 번 더 설명하겠다.

중의학이란, 중화인민공화국에서 중국 각지의 전통의학을 국가가 주도적으로 통합하여 대략적인 이론 통일을 이룬 의학체계이다. 현재 중국에서 (대만, 동남아시아도) 전통의학이라고 하면 우선 중의학이 있고, 그 안에 다양한 유파와 계통이 있지만, 일단은 '중의학'이라는 학문체계가 확립되어 있다. 중국에서는 의사자격을 '서의사'와 '중의사'로 나누며, 중의학을 임상에서 활용하는 의사가 바로 중의사이다. 중국은 국가가 나서 적극적으로 중의학을 추천하며, 전국 각지에 '중의약대학'이 다수 설립되어 있다. 주요 중의약대학은 일본의 옛 제국대학을 훨씬 뛰어넘는 설비와 규모를 자랑한다. 중의학이지만 서양의학적 검사를 하지 않는 것도 아니며, 큰 규모의 중의병원에는 MRI나 PET도 완비되어 있다. 중국에서는 전통의학에 서양의학을 결합하기 위한 노력을 오랜 세월에 걸쳐 해가고 있으며, 이것을 '중서의결합'이라고 한다. 중의약대학에서는 최신 연구 설비를 갖추고, 연구자를 세계 각지에 유학을 보내, 전통의학의 작용기전 해명과 신약개발에 적극적으로 나서고 있는데, 그 결과 아시아 전통의학이라고 하면 현재 세계적으로도 중의학이 주요한 지위를 확보하고 있다.

그런데 내 문체가 '자극적'인가 보다. 나는 조금도 그렇게 생각하지 않는데, 독이 있어 보이나 보다. 하지만, '무난, 무난'을 마음에 새기며 써보니 하나도 재밌지가 않고, 아니 오히려 더욱 재미가 없다. 그래서 '자극적'이라고는 해도 나는 현재의 그 문체를 그대로 유지하려 한다.

대상 독자층은 한마디로, '한방이라는 것에 흥미는 있지만, 정말 효과가 있나? 근거 있나?'라고 생각하는 모든 의사이다. 내용은 기본적으로 내과 이야기를 중심으로 하며, 거기에 일반 임상에서 만날 수 있는 몇 가지 여성 특유의 병태와 재택의료로 구성했다. 이유는 내가 내과의이기 때문이며 '외과한방'이라든가 '이비인후과한방' 같은 내용은 도무지 쓸 도리가 없기 때문이다. 다만 이 책에 등장하는 질환은 극히 흔한 질환뿐이므로 내과의가 아니더라도 서양의학적으로 이해가 어려운 것은 없을 것 같다. 질환명의 약어는 일반 의사들이 공통으로 활용하는 것을 그대로 사용했다. 설명은 한방에 대해 보다 깊게 알고 싶어 하는 일반 의사들을 위해 가능한 알기 쉽게 할 예정이나, 결합조직질환에 대해서만은 질환 특이성 때문에 꽤 전문적인 이야기가 들어가게 되었다. 여기만 약간 다른 장과는 수준이 다름을 이해해 주길 바란다.

이와사키 코우

목 차

제 1 장   소화기질환   15

제 2 장   순환기질환   40

제 3 장   내분비와 대사   51

소화기질환

위(胃), 식도(食道)질환

식도질환 중 한방약을 사용해 볼 수 있는 것을 꼽아보자면 GERD와 NERD, 위-식도역류가 있다. 앞서 '시작하며'에 언급한 것처럼 이 책은 일반적인 내과의를 대상으로 하므로 GERD나 NERD 같은 '내과의라면 당연한 약어'는 그대로 서술한다. GERD란 무엇인지 알지 못하는 분들은 이 책의 독자로 상정하고 있지 않다.

자, 앞서 언급했지만, 한방이나 중의학 모두 환자의 자각증상을 출발점으로 한다. 따라서 '식도폴립 한방치료' 같은 개념은 성립 자체가 어렵다. 무증상인 것은 한방에서 다루기 어렵다.

물론 열심히 식도암 한방진료를 하고 계신 분들도 있다. 하지만 현재 수준에서 계통적인 근거는 없다.

GERD, NERD

먼저 GERD, NERD를 PubMed에서 검색해보자. GERD traditional Chinese medicine으로 검색해보면, 42건이 나온다. 일본에서도 육군자탕 관련 보고를 다수하고 있다. Nakano S 그룹의 논문 [J Med Invest. 2016;63(3-4):227-9.]에서는 인후두이상감각이 있는 GERD에 PPI가 듣지 않는 경우의 절반에 육군자탕을 투여하자, 다시 그 대상자의 50%에서 효과가 있었다고 했다.

Kawahara H 그룹은 소아 GERD를 대상으로 pH-multichannel intraluminal impedance를 측정하여 acid reflux, acid-clearance time에서 유의한 차이를 확인했다 [Pediatr Surg Int. 2014;30(9):927-31.].

Tominaga K 그룹은 PPI에 저항성을 보이는 NERD를 대상으로 육군자탕 이중맹검 무작위배정 비교시험을 시행하여, Frequency Scale for the Symptoms of Gastro-esophageal Reflux Disease(FSSG), Gastrointestinal Symptom Rating Scale(GSRS), Short-Form Health Survey-8(SF-8)으로 평가한 결과, placebo군에 비해 유의한 변화를 보이는 것을 확인했다[J Gastroenterol. 2014;49(10):1392-405.].

위-식도역류에 대해서도 육군자탕은 근거가 있다. Otake K 그룹은 소아 위-식도역류에 육군자탕을 사용하여, 후향적 연구이기는 했지만, 모사프리드에 비해 좋은 치료 결과를 얻었다[Pediatr Int. 2015;57(4):673-6.].

그 외 육군자탕 관련 근거로는 2016년 Oteki T 그룹이 카르보플라틴, 시스플라틴, 비백금제제 세 종류의 항암제 치료를 받은 폐암 환자를 육군자탕 사용군, 비사용군으로 나눠 항암제 사용 7일째의 식욕 상태를 확인한 것이 있다. 그 결과 카르보플라틴 사용례에서는 육군자탕 복용군에서 유의하게 식욕이 높은 결과를 보였으나, 시스플라틴, 비백금제제에서는 유의한 차이가 없었다[Exp Ther Med. 2016;11(1):243-246.].

또한 매우 소규모 시험이었으나, Takahashi T 그룹은 위암으로 분문부 보존술을 받은 환자를 대상으로 육군자탕의 효과를 확인했다. 그 결과 육군자탕은 자각 증상에서 개선을 보였을 뿐 아니라, 99mTc labeled solid scintigraphy로 관찰한 고형물에 대한 위 연동운동의 개선에도 효과를 보였다[World journal of surgery. 2009;33(2):296-302.].

비슷하게 소규모 무작위 배정 비교시험에서 Takiguchi S 그룹은 위적출술을 받은 위암 환자를 육군자탕 투여군과 비투여군으로 나누어 관찰한 결과, 투여군에서는 Dysfunction After Upper Gastrointestinal Surgery for Cancer(DAUGS) 스코어가 개선됨과 동시에 혈중 그렐린 농도가 유의하게 상승되었다고 보고했다. 그렐린 활성화는 육군자탕의 주요 약리기전으로 주목받고 있다[Gastric Cancer. 2013;16(2):167-74.].

근거로 확인할 수 있는 것은 이상과 같으며, 이제부터 실제 치료 이야기를 하겠다. GERD, NERD는 질환 개념 상 엄연히 다르지만, 한방진료에서 이 두 질환을 다루는 방법은 크게 다르지 않다. 왜냐하면 한방치료는 내시경에 염증 소견이 있는지 없는지가 아니라, 그 사람의 자각 증상이 어떤지를 통해 치료를 결정하기 때문이다. GERD, NERD를 증상으로 말하자면, 크게 가슴쓰림과 비증(痞症)으로 볼 수 있다. 물론, 둘 다 함께 일어날 때도 많다. 이 상황의 제1선택 한방약은 바로 반하사심탕(반하·황금·인삼·대조·건강·감초·황련)이다. 이 방제처럼 이름에 구성약물이 들어있는 경우, 그 약재가 주요 역할을 하고 있음을 보여주고 있다는 것을 기억하자.

방제?

앗! 방제라는 용어에 대한 설명을 빼먹었다. 한방약이 여러 약재의 조합으로 구성된다는 것은 독자들도 이미 알고 있을 것이다. 약재를 일정 이론에 맞춰 조합한 것, 곧 우리들이 평상시 쉽게 만나게 되는 한방약의 형태를 바로 방제라고 한다. 약재를 조합하여 방제를 만들어 내는 작업을 우리는 '처방한다'고 한다.

반하사심탕을 예로 들어 간단히 설명하자면 우선 반하가 기의 흐름을 개선시킨다. 인삼, 대조, 건강, 감초는 위장약이다. 황금, 황련을 청열약이라고 하며, 항염증작용을 가지고 있다. 감초도 청열작용을 가지고 있다. 곧 인삼, 대조, 건강, 감초로 위장 기능을 돕고, 황금, 황련, 감초로 염증을 치료하면서, 반하로 기를 통하게 하고 있는 것이다. 덧붙여 사심탕의 심(心)은 심장을 의미하는 것이 아니며, '심장 주변', 구체적으로는 명치부를 지칭한다.

사심(瀉心)의 심(心)

본문에서 "사심탕의 심(心)은 심장을 의미하는 것이 아니며, '심장 주변', 구체적으로는 명치부를 지칭하는 것이다"라고 쓴 것은 일반적인 중의학적 해석이나. 하시만 사심탕의 심이 무엇인지에 대해서는 몇몇 논의가 있어 왔다. 사심탕이라 이름 붙은 방제는 반하사심탕 외에도 대황사심탕, 삼황사심탕 등 몇 가지가 있는데, 이들을 '사심탕류'라고 부른다. 여기서 '심(心)을 사(瀉)한다'는 것은 무엇일까? 뒤에 서술할 오장육부 이야기에 또 '심'이 나온다. 사심탕류는 정신 증상에 주로 쓰인다. 불안이나 분노, 짜증 등을 진정시키는데 쓰인다. 곧, '심을 진정시킨다'는 것이 사심의 의미가 아닐까 생각하는 사람들도 있다. 나는 이것을 홍콩의 다이 짜오유(戴昭宇) 선생께 가르침 받았으나, 다이 선생은 오히려 이것을 일본 에도시대 의학서에서 나온 사고방식이라고 이야기했다.

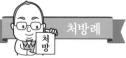

처방례

반하사심탕 3포 매 식후. 우선 1주간 복용해 보고, 좋아지면 수 주간 지속한다. 증상이 소실되면 복용을 멈추어도 좋다. 1개월 사용해도 효과가 없다면, 듣지 않는 것이다.

기(氣)

자, '반하가 기의 흐름을 개선한다' 음… 아무래도 기를 설명해야만 할 것 같다. 중의학에서는 체내를 기(氣), 혈(血), 진액(津液; 수〈水〉 포함) 3가지가 순환하고 있다고 본다. 이 중 가장 중요한 것이 기이며, 이것이 생명의 본질이다. 기의 정의는 '작용이 있으나 형태는 없는 것'이며 기라는 용어는 사실 일상생활에서 빈번이 사용된다. 예를 들자면 '공기' '전기' 등이 있다. 모두 뭔가 작용은 있으나 색과 형태는 없는 것들이다. 그러한 것을 총칭하여 '기'라고 부르는 것이다. 영어로 하자면 기본적으로는 energy이지만, energy를 토대로 작용하는 signaling, 곧 정보전달을 기라고 부른다. 모든 것은 기가 모여 만들어진다는 것은 아인슈타인의 $e=mc^2$와 같은 의미가 아닐까 한다. 체내의 energy가 저하된 상태를 기허(氣虛)라고 한다. Signaling이 정체된 상태가 기체(氣滯)이며, 혼란스러워진 상태는 기역(氣逆)이다. 기허를 보하는 치료를 보기(補氣), 기체나 기역을 치료하여 signaling을 정상화하는 것을 이기(理氣)라고 한다. 반하는 대표적인 이기약이다.

혈(血)·진액(津液)

기에 대한 이야기를 했으므로 혈과 진액도 설명하고자 한다. 혈은 체내를 흐르는 붉은 액체이다. "그거 혈액이네~"라고 한다면, "그렇다!"고 답해도 좋을 것 같다. 하지만 중의학에서는 혈액 그 자체보다도 그 작용을 더 중시한다. 영양소나 노폐물을 운반하고, 신체를 따뜻하게 한다. 중요한 것은 '기는 혈에 묶고, 혈은 기를 통해 흐른다'는 것이다. energy인 기는 물질과 떨어져서는 존재할 수 없다. 반드시 물질에 내재되어 있다. 기를 전신에 전달하는 것이 혈이라는 물질이다. 그런데 이 물질에 해당하는 혈은 기가 내재되어야만 흐를 수 있다(그림1). 죽은 사람의 혈액은 흐르지 않는다. 기가 없기 때문이다. 곧 반복되지만, energy와 물질은 등가(等價)이다. 혈의 작용이 저하되면 혈허(血虛), 혈의 순환이 막히고 혼란스러워진 것을 혈어(血瘀)라고 한다. 혈허를 치료하는 것이 보혈(補血), 혈어를 치료하는 것을 활혈(活血)이라고 한다.

진액은 체액 그 자체이며, 몸속을 흐르는 것을 진(津), 관절강액 같은 일정한 장소에 있는 것을 액(液)이라 부르나, 둘을 구별하지 않고 수(水)라고 부르기도 한다. 진액은 반드시 기를 통해 전신을 순환한다. 에너지 없이는

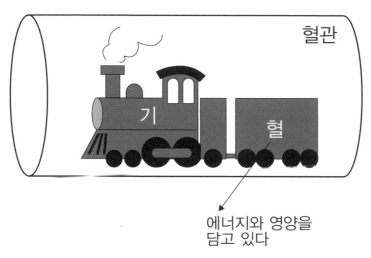

혈관

기

혈

에너지와 영양을
담고 있다

그림 1 기와 혈의 관계

액체가 움직일 수 없다. 진액이 부족해져 마른 상태를 음허(陰虛), [왜 액허(液虛)라든가 수허(水虛)라 부르지 않는지는 뒤에 설명한다.] 진액의 흐름이 나쁜 상태를 담음(痰飮)이나 수체(水滯)라 부른다. 음허 치료는 보음(補陰) 또는 자음(滋陰), 담음이나 수체의 치료는 이수(利水)이다. 담과 음 그리고 수체가 어떻게 다른가 등에 관한 논의는 취미의 영역에 속하는데, 원래 이것은 인도 아유르베다의학의 토리도샤학설에서 나온 바타(풍), 피타(담즙), 카파(담) 중 카파라는 개념의 번역으로 그것이 우선 불교의학에 이어서 중국의학에 흡수되어 시대적 변천이…이하 생략(나도 잘 모른다).

자! 이 정도로 중의학 관련 설명은 접어두기로 하고 다시 식도질환 이야기를 돌아가자.

식도(食道)

가슴쓰림이 있는 정도는 아니고, 뭔가 인후부에 걸린 것 같다고 하는 사람들에게 예로부터 반하후박탕(반하 · 복령 · 생강 · 후박 · 소엽)을 사용했다. 물론 암이 막고 있는 경우는 아니다. 내시경으로 보아도 아무것도 없지만, 본인은 계속 인후부터 가슴에 걸쳐 막힌 느낌이 있다고 할 때가 있다. 출전인 《금궤요략(金匱要略)》에는 '여성이 구운 고깃덩어리가 인후에 걸린 것 같은 느낌을 호소할 때, 이 약을 사용한다'라는 수수께끼 같은 해설이 되어 있다. 요즘은 이것을 인후두이상감각, 정신과에서 말하는 '히스테리구'라고 해석한다. 실제 우울감이 심한 신체표현성장애가 있는 사람들에게 자주 사용된다. 한방의 항우울제 중 하나로도 볼 수 있다. 이 약에는 흡인성 폐렴 예방약으로써의 별도 사용 방법도 있는데, 그것은 나중에 언급하기로 한다. 반하, 후박, 소엽이 이기약으로 기를 순환시킨다. 복령은 진액을 순환시킨다. 생강은 소화약이다.

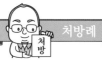

처방례

쯔무라 반하후박탕 3포 매 식후. 우선, 2주간 복용한다. 증상이 호전되면 2포를 아침저녁 식후로 2개월 정도 유지한 뒤 종료한다. 다만 중지하면 증상이 재발하는 사람들이 꽤 있다.

가슴쓰림

무엇보다 가슴쓰림이 너무 힘들다고 하는 사람에게는 삼황사심탕을 쓴다. 삼황사심탕은 대황, 황련, 황금으로 구성되며, 구성약물 모두 청열약이다. 앞서 언급한 반하사심탕과 병용해도 좋다. 다들 알고 있듯 대황은 사하약이기도 하기 때문에 약간 변이 묽어진다. 또한 이 약은 쓰다, 써서 못 먹겠다는 사람에게는 약간 성분은 다르지만 코타로에서 나온 황련해독탕(황금·황련·황백·치자) 캡슐을 대용해도 좋다. 이 처방의 구성약물도 모두 청열약이다.

처방례

쯔무라 삼황사심탕 3포 매 식후. 또는 코타로 황련해독탕 6캡슐 매 식후. 증상이 매우 심한 사람에게는 식전에 복용하도록 하는 것이 좋다. 1주 만에 증상이 개선되면 아침저녁 2회로 줄이고, 4주 정도 유지 후 중지한다. 다만 이 역시 중단 후 재발례가 많다.

이와 같이 GERD인지 NERD인지는 한방진료를 할 때 그다지 관계는 없다. 증상이 가슴쓰림인지, 가슴의 갑갑한 느낌인지를 구분하는 것이 더 중요하다.

위(胃)-식도역류

하지만 한방약의 효과가 실제 검사 소견으로 확인되는 경우도 있다. 위-식도역류가 개선된 것을 실제 조영검사를 통해 확인한 적이 있는데, 이때 사용했던 처방은 복령음합(合)반하후박탕(복령 · 출 · 인삼 · 진피 · 후박 · 지실 · 반하 · 자소엽 · 생강)이다. 복령음이라는 약과 반하후박탕이라는 약의 합방이다. 출은 주로 창출을 쓴다. 이기약이다. 진피, 후박, 지실, 자소엽은 모두 이기약, 반하도 이기약이다. 이기약이 많으므로 기체를 풀어준다. 다운증후군 말기에 경관영양으로 섭취한 우유가 참방거리며 목으로 흘러넘쳐 올라와 버리던 사람에게 이 약을 경관으로 2주간 투여하고, 전후 조영검사를 시행했다. 복령음합반하후박탕 복용 후에는 위가 제대로 움직여 우유가 십이지장으로 흘러들어갔다. 두 환자에게 시도해봤는데, 둘 모두 그랬다. 확대 연구를 진행해보고 싶지만, 지금의 법률상으로는 의사가 제멋대로 임상연구를 하면 체포되고 말기 때문에 하지 못했다.

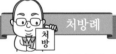

처방례

쯔무라 복령음합반하후박탕 3포 매 식후. 대개 4주 정도 복용하면 효과 판정이 가능하다.

위염(胃炎) · 위궤양(胃潰瘍)

식도 이야기가 끝났으니 이제 위. 위염, 위궤양의 제1선택 약은 PPI이다. PPI로 치료되는 위염, 위궤양에 군이 한방약을 처방할 필요는 없다. 약이라는 것은 적으면 적을수록 좋기 때문에 나는 수크랄페이트(sucralfate) 조차도 처방하지 않는다. PPI로 치료된다면 그걸로 충분하다. Simple is the best.

기능성 소화불량

하지만 functional dyspepsia(FD)가 되면 상황은 달라진다. 원칙적으로 PPI가 듣지 않는다. 양약은 아무래도 잘 듣지 않는다. 한방약이 출동할 차례다.

식도질환에서 이야기한 것처럼 한방은 환자의 증상을 주요 타깃으로 한다. FD에는 증상에 따른 증후 분류가 있다. 바로 이런 측면에서 한방약을 적용하기 좋은 상황이다. FD의 주요 증상은 위불편감, 위통, 위작열감이다. 간단히 말하자면 위불편감에는 육군자탕, 위통에는 안중산, 위작열감에는 황련탕을 쓸 수 있다. 증상이 겹쳐있다면 각각을 합방해도 좋다. 뭔가 복잡한 것이 싫다면, 이렇게만 기억해도 된다.

육군자탕은 근래 유명해졌는데, 반하, 복령, 인삼, 출, 진피, 대조, 감초, 생강으로 구성된다. 8가지 약재로 구성되어 있는데, 왜 육군자탕일까? 대조, 생강이 숫자에 들어가 있지 않기 때문이다. 아무래도 이 두 약재는 방제의 구성약물이라기보다는 약의 소화흡수를 돕기 위해 보조적 역할을 담당하고 있다 보니 숫자에서 빠진 듯하다. 또한 출로는 창출을 쓰는 제약회사와 백출을 쓰는 제약회사가 있다. 역사적으로 보면 백출이 맞아 보이나, 엑기스제를 사용할 경우, 특별히 그 둘 사이에 차이가 나타나지는 않는다. 창출은 이기화담(理氣化痰), 곧 기(氣)와 진액(津液)을 순환시키는 작용이 우수하며, 백출은 건비이기(健脾理氣), 곧 위장약으로써 우수하다. 어쨌든 제1선택 약은 육군자탕이다.

처방례

쯔무라 육군자탕(창출 사용) 또는 코타로 육군자탕(백출 사용) 3포 매 식전. 위불편감에 대한 약이기 때문에 식전에 복용하는 편이 좋다. 다만 복용을 깜박했다면 식후에라도 복용하도록 지도하자. 그렇지 않으면 환자는 '식전에 복용하는 것을 깜박해서 복용하면 안되겠다'고 생각하게 된다. 복용하지 않으면 절대 효과가 날 수 없다. 대략 2주 정도면 효과 판정을 할 수 있다.

약간 주제를 벗어나는 이야기인데, 왜 쯔무라라는 회사는 죄다 창출을 사용하는 것일까? 내가 들은 소문에 따르면, 쯔무라가 처음 엑기스제를 만들 때 조언을 한 한방의가 백출을 싫어했다는 이야기가 있다. 백출의 그 향 때문에 그랬다고 한다. 정말 그런 것인지 쯔무라 영업사원에게 물어봤지만 한 명도 사정을 알고 있지 못했다. 뭐, 백출과 창출. 엑기스제로 만들어두면 이 둘을 바꿔 쓸 수 있는 것도 아니지만, 나도 전문업자 중 한 명이다 보니 이야기하지 않을 수 없었다.

위(胃)불편감의 제2선택 약

자, 다시 원 이야기로 돌아와서 제1선택 약으로 그다지 좋아지지 않는다면, 그대로 둘 순 없다. 육군자탕으로 위불편감이 개선되지 않는다면, 이미 등장했던 반하사심탕을 사용해보자. 이것도 잘 듣지 않는다면, 사역산(시호·작약·지실·감초)이라는 방제가 있다. 사역산을 사용할 때는 증상 발현에 스트레스가 관련되어 있는지를 잘 물어보면 좋다. 간단한 위불편감이라기보다 스트레스 이후 위가 불러오며 고통스러운 경우는 딱 사역산의 적응증이다.

처방례

쯔무라 사역산 3포 매 식후. 이 경우 효과 판정이 어렵다. 무슨 말이냐 하면, 약이 들을 때는 1주 정도면 듣지만, 원인이 되는 스트레스가 심할 때는 좀처럼 효과가 나지 않는다. 스트레스가 되는 요인을 해결하기 전까지 아침저녁으로 나눠 2회씩 장기 복용하도록 독려하기도 한다.

오장육부(五臟六腑)

일단 여기까지 하고, 다시 잠시 옆길로 새어 중의학 이야기를 하겠다.

그런데 이 책은 원래 한방, 중의학 관련 책이기 때문에 어찌 보면 오히려 이 이야기가 본류가 아닌가 싶기도 하다. 사역산은 간화범위(肝火犯胃) 처방이다. 이런 중의학 용어는 쓰지 않기로……약속한 적은 없다. 간화범위를 설명하기 위해서는 간화(肝火)를 설명해야만 한다. 그러기 위해서는 간과 화를 설명해야 하겠다. 따라서 이 옆길이 꽤 길어질 것 같다.

　중의학에서는 주요 장기를 오장(五臟)과 육부(六腑)로 나눈다. 오장은 심장(心臟), 간장(肝臟), 비장(脾臟), 폐장(肺臟), 신장(腎臟)이며, 육부는 위(胃), 소장(小腸), 대장(大腸), 담낭(膽囊), 방광(膀胱), 삼초(三焦)이다.

　이 중 삼초, 담낭을 뺀 육부는 서양의학과 거의 개념이 일치하여 이해하기 쉽다. 모두 관강장기이다. 삼초는 체간 그 자체로 횡격막 위를 상초(上焦), 골반강 이하를 하초(下焦), 그 중간을 중초(中焦)라고 한다. 담낭은 꽤 복잡하다. 《영추(靈樞)》에는 '담즙을 저장한다'는 당연한 이야기가 적혀있으나, 《소문(素問)》에는 '결단을 담당한다'고 하여 무엇을 의미하는 것인지 알기 어렵다. 뇌 기능의 일부일지도 모른다. 음? 영추, 소문은 또 뭔가? 이것은 《황제내경(黃帝內經)》이라는 매우 오래된 책의 일부로 중의학의 기본 개념은 모두 이 책에서 유래했다. 하지만 원래부터 한 책이라기보다 잡다한 논문을 모아놓은 형태라서 부분별로 내용이 꽤 상충되는 측면이 있다. 뭐, 어차피 기원전에 쓰여 진 책이기 때문에……. 현대 중의약대학의 기본 텍스트인 《중의기초이론》(타니구치서점)에는 담낭을 담즙을 저장하는 곳이라고 서양의학과 동일하게 기술하고 있으며, 소문에 나오는 '결단을 주관한다'는 이야기는 나오지 않는다. 아마도 이미 오래된 이야기라고 생각했던 것 아닐까?

오장(五臟)

　자! 오장의 개념은 더욱 이해하기 어렵다. 서양의학의 장기 개념과는 상당히 다르다. 하지만 인간의 주요 장기로써 오장(五臟)이 있다는 것은 이천년간 변하지 않은 중의학의 기본 개념으로 이어져왔다. 그 내용을 대략 설명하자면 다음과 같다.

심장(心臟)

의식[신(神)]에 관계하며 사유 활동을 주관하고 혈맥(血脈)을 주관한다. '혈맥을 주관한다' 정도만 서양의학과 공통되는 점인데, 사실 혈액순환이 정상적이어야 의식이 있고, 의식이 있어야만 사유 활동이 가능하다는 생각일지 모르겠다. 심의 기능이 쇠약해진 상태는 심기허(心氣虛)이다. 심에서 혈허(血虛)가 생기면 심혈허(心血虛)이다. 덧붙여 오장과 육부는 서로 대응되는데, [전문용어로 '표리(表裏)가 된다'고 한다.] 심은 소장(小腸)과 관계가 있다. 이 '심과 소장이 표리가 된다'는 내용은 사실 나로선 도무지 이해가 잘 되지 않는 부분이다. 도대체 무엇을 이야기하려고 한 것일지… 하지만 무슨 말인지 도무지 이해를 못하고 있음에도 30년간 한방의를 해왔으므로 이 내용은 그다지 신경 쓰지 않아도 좋을 것 같다.

폐장(肺臟)

호흡을 통해 천기(天氣)를 받아들여, [백(魄)을 장(藏)한다고 한다.] 위가 받아들인 음식의 기(氣)와 합쳐 전신에 보낸다. 또한 진액(津液)을 전신에 돌려주는 기능도 가지고 있다. 폐의 기능이 쇠약해진 상태는 폐기허(肺氣虛). 폐는 대장(大腸)과 표리가 된다. 이것은 아마도 진액의 출납(出納)을 염두해 둔 이야기라고 생각한다.

간장(肝臟)

정동(情動), 자율신경계 중추이다. [혼(魂)을 장(藏)한다고 한다.] 자율신경계를 통해 전신 혈류량을 조절하기도 한다. 시각에도 관계한다. 곧 '동물적인 뇌' 부분이다. 원시적이나 생존에 있어 빼놓을 수 없는 기능이다. 간은 기능조절 기능을 하기 때문에 간기허(肝氣虛)라는 용어는 그다지 사용되지 않는다. 기능조절이 잘 되지 않는 상태를 간기울결(肝氣鬱結)이라고 한다. 간장은 담낭(膽囊)과 표리가 된다.

비장(脾臟)

사실, 요즘 이야기하는 췌장의 기능에 해당하며, 소화흡수 기능전반을 가리킨다. 췌장은 대망이나 내장지방에 가려져 있어 고대 해부학에서는 발견하지 못했다. 그래서 비장이 소화관 조절을 담당하고 있을 것으로 생각했던 것 같다. 제대로 식사하지 못하면, 머리도 둔해진다. 그래서 비장은 의(意)를 장(藏)한다고 한다. 소화흡수 기능이 쇠약해지면, 비기허(脾氣虛)이다. 비장은 위(胃)와 표리가 된다. 얄궂게도 비장은 확실히 해부학적으로 위와 표리가 되어 있기는 하다. 대부분 딱 붙어 있다. 그래서 옛 사람들이 비장이 위를 조절했다고 생각했을 지도 모르겠다.

신장(腎臟)

생명의 근원인 정(精)을 장(藏)하며 생식을 주관하고, 수분대사를 주관한다. 정(精)은 genome이라 생각해도 틀리지 않다. Gene expression의 역할, 그 자체가 신인 것이다. 그런데 이게 왜 수분대사를 담당하지? 그건, 옛 사람들의 머리로 생각해보지 않으면 안 된다. 지금도 생식과 배뇨를 '비뇨기'라고 해서 하나로 묶어두고 있다. 고대인들도 해부를 했다. 그랬더니 이 두 계통이 한 곳에 있었던 것이다. 아마도 그래서 이렇게 이야기했을 것이다. 신의 병태로는 신양허(腎陽虛)와 신음허(腎陰虛)가 있다. 건강하게 전신을 따뜻하게 하는 힘이 약해진 것이 신양허, 신에 충분한 진액이 돌지 않고, 신체가 거칠어진 것이 신음허이다. 신장은 방광(膀胱)과 표리를 이룬다.

여담이지만 과거에는 우측 신장을 명문(命門)이라 불렀다. 그래서 신과 명문은 어떻게 다른 것인지에 대한 논의가 한 때 시끄러웠다. 지금 좌우 신장을 구별하는 사람은 없다. 단지 침구에서 사용할 경혈 이름으로 명문혈이라는 이름이 남아있을 뿐이다.

뇌(腦)

'뇌는 도대체 어디 간 것인가?'라고 묻고 싶은 사람도 있을 것 같다. 뇌는 수(髓), 골(骨), 맥(脈), 여자포[女子胞: 자궁(子宮)]와 함께 '기항지부(奇恒之府)'라는 섯으로 분류되어 있다. 옛 사람들은 뇌를 보고도 그것이 무엇을 하는 것인지 잘 몰랐던 것 같다. 뭐 그랬던 것 같다. 다른 것들과 연결이 되어 있음을 알아채기 어려웠던 것 같고, 그래서 그냥 회색 두부 같은 것이 뭉쳐져 있다하여 중의학에서도 청대에 이르러 서양의학의 영향을 받아 왕청임 등이 '뇌허(腦虛)'라는 개념을 사용했지만, 결국 정착되지 못했다.

오행론(五行論)

육부(六腑)는 시대에 따라 변천이 심했으므로, 무리하게 현재의 형태로 맞춰놓은 느낌이 강하다. 하지만 오장[五臟: 심(心), 간(肝), 비(脾), 폐(肺), 신(腎)]은 '오행론'이라는 사상이 바탕이 되어 기원전에 작성되기 시작한 것으로 알려진 《황제내경(黃帝內經)》에서부터 지금까지 거의 그 내용이 일치한다. 중국인들은 '어떻게든' 주요 장기는 다섯 가지가 아니면 성이 차지 않았던 것 같다.

오행론이란 이 세계가 목화토금수(木火土金水), 다섯 가지 요소로 환원될 수 있다는 사상이다. '뭐지 이거?' 같은 느낌의 이야기인데, 사실 고대 그리스철학이나 고대 인도의학에서도, 비슷한 견해가 있었다. 이것은 현대 과학의 '소립자' 같은 개념에 가깝다. 복잡한 천연현상을 환원하다보면 결국 무언가 기본적인 존재에 다다르게 된다는 견해이다. 나는 물리학을 잘 모르기 때문에 현재 소립자가 몇 가지인지는 잘 모르지만, 고대인들은 그것이 목화토금수 5가지라고 생각했던 것이다.

비과학적인 것이 아니다. '모든 것은 신의 뜻대로'라고 하는 것보다는 훨씬 과학적이다. '이 세계에는 기본적인 요소와 그것을 지배하는 법칙이 있다'라는 사고방식이기 때문이다. 어떤 복잡한 자연현상도 어떤 법칙에 지배되며, 그 법칙을 이해하면 자연현상을 이해할 수 있다는 의미이다. 이렇게 매우 과학적인 사상이 바로 '오행론'이다. 그 환원요소가 목화토금수 5가지라는 것은 오감(그렇게 이야기하자면 이 오감의 유래도 오행론이다)에 의존하여 사물을 관찰할 수밖에 없었던 고대인들에게는 매우 자연스러운 것이었다 할 수 있겠다. '도대체 왜 오장인 것인가!'라고 이야기하고 싶은 마음은 알겠지만, 인류의 과학적 탐구 영위 과정을 반영한 것이라고 일단 이해해두면 좋겠다.

간화범위(肝火犯胃)

자, 이제 다시 본론이다. 이탈이 길었다. 하지만 이 책은 원래 한방서적이므로 이런 이야기가 꼭 이탈이라고만 할 수도 없다. 어쨌든 이렇게 간에 대한 설명을 했다. 정동과 자율신경계의 중추이다. 그럼 간화(肝火)란 무엇일까? 감정의 고양, 흥분하여 자율신경실조가 일어나버린 상태이다. 간화범위란 그 결과로 위에 이상이 생겨버린 것이다.

'스트레스나 감정 혼란이 위에 이상을 일으킨 것이라고 간단히 설명하라구요!'라고 생각할지 모르겠다. 하지만 오장은 앞으로도 여기저기 등장할 것이다. 여기서 어느 정도 정리해서 설명하고 싶었다.

뭐 어쨌든 그 간화범위에 대한 약이 바로 사역산이다. 시호와 작약으로 간의 실조를 진정시키며, 지실로 위를 움직이고, 감초로 조화를 도모한다. 따라서 스트레스와 크게 관련이 있는 FD라면 사역산을 제1선택으로 해도 좋다.

위암(胃癌)

위암을 한방으로 치료할 것인가? 중의학 증례보고 중에는 수술불가인 위암에 중의학을 사용하여 경이로운 치료 성적을 거두고 있음을 밝힌 것이 많이 있다. 완치했다고 하는 것은 아니나, 매우 진행된 증례였지만 장기간 긴 QoL을 유지한 증례는 다수 보고되어 있다. 일단 어느 정도 치료 의의는 있지 않을까 나 자신은 생각하나, 충분한 근거는 없으므로 여기서는 추가로 논의하지 않겠다. 대증요법적으로는 암이 진행하며 식욕감퇴가 심할 때, 육군자탕을 사용해보면 좋다. 암에 대한 중의학의 성과는 최근 중국에서 《중의온콜로지(中醫オンコロジー)》라는 이름의 책으로 정리되어 일본어 번역이 되기도 했으므로 흥미가 있는 분들은 꼭 참고해보기 바란다.

위(胃)가 차다

자, FD에서 나타날 수 있는 증상으로 서양의학에서 주로 이야기하는 것은 이 정도인데, 또 하나 '위가 차다'는 증상이 있다. 이 증상이 왜 서양의학에서 이야기하는 FD 증상에는 들어있지 않은지 모르겠지만, 냉방 중에 위가 차가워지며 설사를 한다는 호소를 하는 사람들이 꽤 있다. 서양의학에서는 과민성대장증후군 쪽에 넣고 있는지는 모르겠지만, 이야기를 잘 들어보면 이건 위 증상이다. 여기에는 인삼탕(인삼·감초·출·건강)을 쓴다. 인삼탕이 처음 나온 시대에는 창출과 백출을 구별하지 않았으나, 여기서 사용하는 출은 사용 목표에 맞추면 절대적으로 백출이어야만 한다. 코타로, 크라시에서 나온 제품을 쓰는 것이 좋겠다. 모두 비위(脾胃)를 따뜻하게 하며 비위의 기능을 강화하는 약재로 구성되어 있다. 비장(脾臟)이 spleen이 아님은 앞에서 이미 다 설명해 두었다.

처방례

코타로 인삼탕 3포 매 식후, 가능하면 뜨겁게 끓는 물에 녹여 온복(溫服). 치료는 차분히 그리고 꾸준히 해야 한다. 4주 정도면 효과를 판정할 수 있는데, 괜찮으면 2, 3개월간 지속한다. 그때까지도 효과가 없다면 정말 효과가 없는 것이다.

그 외, 위에는 MALT 림프종이라든가, 점막하종양 같은 것이 있는데, 아무리 생각해봐도 이 분야는 서양의학 독무대여서 이하는 생략하기로 한다. 다만 평위산(출·후박·진피·대조·생강·감초) 만은 평소 나 자신이 애용하고 있으므로 다뤄두고 싶다. 이 약은 간단히 말하자면 위장약이다. 과식했을 때 또는 그다지 많이 먹지도 않았는데, 위 상태가 좋지 않을 때, 바로 복용하면 좋다. 평위산에 대해 '이 약은 도대체 어떻게 작용하는 약인가?'와 같은 생각을 하며 고민할 필요가 없다. 그냥 위장약이다. 위 불편감이 있다는 환자에게 훼스탈 같은 약이라고 설명하면서 평위산을 주면 딱 맞다. 나는 육군자탕보다 이 약이 더 잘 듣는다. 한 번에 2포를 복용하면 그 뒤로는 증상이 깔끔히 해결된다. 곰곰이 생각해보면 이런 약에 사실 근거는 필요가 없다. 평소 애용하고, 그래서 위 상태가 좋으면 그만일 뿐이다. 연속적으로 복용하지 못할 이유는 없지만, 나는 위 상태가 좋지 않을 때만 사용한다.

장(腸)질환

최근 소장종양이라든가 소장출혈 등, 소장에도 다양한 질환이 있는 것으로 알려지고 있지만, 그 실태가 아직 밝혀지고 있는 중이므로 '한방약을 사용했더니 어떻더라'라는 보고를 찾기는 어렵다. 가장 한방약을 쓰기 좋은 장질환은 아무래도 과민성대장증후군(IBS)과 변비, 치질이다.

과민성대장증후군

과민성대장증후군(IBS)에도 다양한 분류가 있는데, 대략적으로 변비형과 설사형 그리고 그 혼합형으로 나눌 수 있다. 한방은 모든 분류에 잘 듣는다.

우선 변비형이다. 먹든 먹지 않든 배가 부르고 가스가 차며, 변이 생각

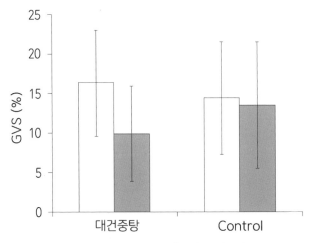

그림 2 대건중탕 복용 후 장관가스(GVS)가 감소했다

처럼 잘 나오지 않는다. 누구나 바로 생각해 낼 수 있는 처방으로 대건중
탕(건강·인삼·촉초·교이)이 있는데, 실제로도 이 처방이 정답이다. 원
전인《금궤요략(金匱要略)》에는 어떻게 봐도 장폐색으로 생각할만한 소견
이 기록되어 있지만, 장폐색까지는 아니더라도 배가 부르고 가스가 차있
으면 대건중탕을 처방해 볼 수 있다. 대건중탕에는 복부수술 후 조기 장관
연동기능개선에 관한 이중맹검 무작위배정 비교 시험에 따른 근거도 확보
되어 있다[J Am Coll Surg 2015;221(2):571-8.].

또한 고령자 변비에 대건중탕을 사용한 결과, 장관 가스가 유의하게
감소했다는 RCT 결과는 내가 속한 그룹이 직접 발표한 바 있다(그림 2)
[Evid-Based Complement and Alternat Med. 2014;2014;231258.].

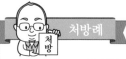

처방례

대건중탕 6포 매 식후. 온복(溫服). 또는 복만(腹滿)이 심할 때 한번에 6~9
포 정도를 복용해도 좋다. 과거 도량형을 고려했을 때, 원전의 용량은 그 정
도에 해당하기 때문이다. 효과 판정은 4주 후. 한 번에 많이 복용했을 때는 1
시간 정도면 효과가 나타난다. 방귀가 나오면서 배가 편해진다.

S상결장

장이면 어디든 대건중탕을 쓰면 장 운동이 좋아지는 것일까? 물론 그렇
지 않다. 내가 경험한 증례를 하나 소개한다. 80대 남성이 S상결장 과장
증이 있었다. 그 이름 그대로 S상결장이 지나치게 길어져, 대변이 정체되
어 버린 것이다. 이 사람은 이미 침대에 누워 생활하고 있었는데, 매일 오
후가 되면 S상결장이 부욱~하고 팽창되어 이것을 본인도 힘들어했다. 그
래서 매일 부지(bougie)를 넣거나 관장을 하느라 심하게 고생하고 있었다.
대건중탕을 처방했지만 효과가 없었다. 그 외, 각종 사하제나 일단 생각이
나는 모든 약을 모두 사용해 보았다. 큰 병원 소화기내과에서 상담해 봐도
S상결장이 너무 길어져서 그런 것이라며 별다른 수가 없다고 했다. '음…'

하고 생각하다가 마지인환을 점심저녁으로 처방해 보았다. 낮 시간을 지나면서 부풀어 오르는 증상이 있었기 때문이었다. 그렇게 하자, 가스가 부드럽게 배출되었고, 관장은 주 1회 정도만 할 수 있게끔 호전되었다.

마자인환(마자인 · 대황 · 작약 · 지실 · 후박 · 행인을 꿀에 버무려 환제로 만든 것. 다만 일본한방 엑기스제에는 꿀이 들어있지 않음)은 대황이 들어있기 때문에 배변 효과가 있는 것이 당연하지 않을까? 생각할 수도 있겠지만, 작약, 지실, 후박, 행인이 추가되어 있음으로써 장관 연동운동을 정상화하며, 가스와 변을 부드럽게 움직여주는 작용을 함께 가지게 된다. 마자인은 대마의 씨이지만, 그 기름 성분이 배변을 촉진한다. 전저인 '고령자 한방진료'에서도 소개했다시피, 홍콩침례대학의 Cheng Chung-Wah 그룹이 만성 변비 관련 이중맹검 무작위배정 비교시험을 실시했다[Am J Gastroenterol. 2011;106(1):120-9.]. 마자인환은 고령자 변비에서는 제1선택 약으로 사용되므로, 꼭 구급약 상자에 넣어두는 것이 좋겠다.

처방례

쯔무라 마자인환 2포 아침저녁 식전 또는 수면 전(1회 2포 복용). 효과는 다음날 아침에 나타난다. 사하제이기 때문에 '2주간 복용하지 않으면 효과가 나타나지 않는다' 같은 이야기는 의미가 없다. 다만 효과가 나는 것은 복용하는 그 순간뿐이다. 이것은 다른 사하제도 마찬가지이다. 1포로 충분한 사람도 있다.

설사

변비형 IBS에는 대건중탕을 쓰는데, 설사형은? 퀴즈는 아니지만, 소건중탕이 답이다. 뭘 먹었다하면 비로 배가 부글거리며, 화장실로 달려가게 되는 사람이다. 소건중탕이 좋다. 소건중탕(작약 · 계지 · 대조 · 생강 · 감초 · 교이)은 작약이 주요 약이다. 작약에는 강력한 근이완작용이 있으며, 이것은 감초와 함께 사용하면 더욱 증강된다. 이 작용은 횡문근, 평활근 모두에 유효하며, 여기서는 장관 평활근을 이완시키는데 사용된다. 하지만 작약과 감초라 하면, 물론 작약감초탕이 떠오르는데, 이 처방은 장딴지 경련의 특효약이라고들 알고 있을 것이다. 소건중탕에도 이 작약감초탕이 함유되어 있다.

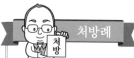

쯔무라 소건중탕 6포 매 식후. 식전에 복용하면, 약 자체가 자극이 되어 부글거리게 되는 사람도 있으므로 식후가 좋다. 되도록 온복(溫服)한다.

그런데 대건중탕, 소건중탕은 모두 교이가 들어있다. 쌀이나 보리로 만든 엿인데, 어쩌다 이런 것이 약에 들어간 것일까? 중약학(中藥學) 책을 찾아보면 교이는 자양강장(滋養强壯), 건위(健胃), 진통, 진해 효과가 있다고 쓰여 있지만, 나는 이 내용이 틀리지 않나 생각한다. 대건중탕, 소건중탕 모두 소화흡수가 악화된 병태에 사용한다. 소화관이 정상적으로 영양흡수를 하지 못하는 상황이다. 지금과 달리, 중심정맥영양을 할 수도 없었을 것이다. 그래서 일단 영양원이 되는 흡수하기 쉬운 엿을 넣었던 것 아닐까하는 것이 내 추측이다.

변종 처방이 하나 더 있다. 계지가작약대황탕. 구성을 보면, 작약·계지·생강·대조·감초·대황으로 앞서 본 소건중탕에서 엿을 빼고 대황을 추가한 것이다. 소건중탕에서 엿을 뺀 것은 계지가작약탕이라고 부르기 때문이다. 거기에 대황을 추가한 것이라 해도 좋다. 엿을 뺀 것은 내 생각엔 근이완작용을 보다 샤프하게 하기 위해서인 것 같다. 방제는 심플할수록 본래의 효과가 강하게 나타난다. 곧 계지가작약탕은 장관을 강력히 이완시키는 약인 것이다. 그렇다면 거기에 대황이 들어간 것은 일견 모순이 될 수 있다. 이 방제는 '대실통(大實痛)한 것'에 사용한다. 장관은 팽팽하고 불규칙하게 수축하고 있는데, 제대로 배변하는 방향으로 연동이 작동하지 않는 상황이다. 팽팽하게 아프기만 할 뿐, 변은 나오지 않는다. 변비인 것이다. 그래서 계지가작약탕으로 우선 장관의 불규칙한 수축을 완화시키며, 대황으로 배변을 촉진한 것이다. '정말 이렇게 딱 알맞게 작용할 수 있을까?'라고 의심할 순 있겠지만, 역으로 말하면 이렇게 약간 어려운 IBS도 확실히 있긴 있으므로 여러 한방처방을 잘 사용할 수 있으면 아주 편해진다.

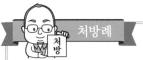

처방례

쯔무라 계지가작약대황탕, 우선 아침저녁 식후 1주 정도 복용해보고, 상태가 좋으면 1개월 정도 지속한다. 1주 후 효과가 없으면 매 식후 복용으로 증량하여 다시 2주간 복용한다. 그래도 효과가 없다면 효과가 없는 것이다.

변비

변비로 고생하는 사람은 주로 여성이 많지만, 앞서처럼 마자인환을 처방해보면 대개는 해결이 된다. 이 변비는 '중의학적으로 변증하면 이렇다 ~ 저렇다~' 이야기할 것도 없이 간단하게 약을 사용할 수 있는데, 일단 마자인환으로 시도해보는 것이 좋겠다.

여성변비

월경에 동반된 변비를 호소하는 여성도 많다. 이때는 도핵승기탕을 적용한다. 도핵승기탕의 구성약물은 도인·계지·망초·대황·감초이며, 사하제로 망초, 대황이 들어 있으므로 비교적 강한 사하제이나 여기에 도인이 추가되어 앞서 설명한 혈체(血滯), 혈어(血瘀)에 대한 치료도 추가되어 있다. 혈어란 혈이 정체된 것이지만, 실제로는 여성의 월경주기나 여성호르몬의 작용과 깊게 관련되어 있어, 월경곤란증이라든지 갱년기라든지 하는 것은 모두 관련이 있다. 덧붙여 '혈어란 무엇인가?'라는 질문에 정답을 이야기하기는 매우 어렵지만, 야마모토 이와오라는 뛰어난 한방의가 '요약하자면, 혈어에 듣는 약으로 치료할 수 있는 것이 혈어이다'라고 이야기했다는 것은 매우 유명한 일화이다. 혈어에 관한 이야기는 오가와 케이코 저 《여성 한방-바로 사용할 수 있는 플로차트》를 읽어보면 좋을 것 같다. 어쨌든 혈어와 변비는 뗄래야 뗄 수 없는 관계이므로 그때 도핵승기탕을 사용한다.

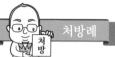

처방례

쯔무라 도핵승기탕 2포 아침저녁 식후 또는 수면 전 1회다. 효과는 다음날 아침에 나타난다. 2포로 잘 안되면 3포를 매 식후 복용해 본다. 이틀 복용했지만 효과가 없다면 효과가 없는 것이다.

배가 찬 변비

어려운 것은 배가 찬 변비이다. 냉증이면서 배가 차다. 복부가 팽팽하며 아프지만, 힘들기만 할 뿐 변은 나오지 않는다. 앞서 소개한 계지가작약대황탕으로 어떻게든 대변이 나와 주면 좋겠지만, 복부냉증이 있으면, 이것도 여간 어려운 것이 아니다. 이런 사람들에게는 부자이중탕가대황이라는 방제를 쓴다. 이 처방 자체는 엑기스제로 나와 있지는 않지만, 이중탕이란, 위가 차가워진 사람들에게 사용하는 인삼탕과 같은 것이다. 거기에 부자 분말(부자 가루)과 대황 가루를 추가하면 대체로 이 방제를 구성할 수 있다. 어려운 케이스이지만 만약 만난다면 시도해 보길 바란다.

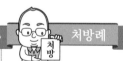

처방례

코타로 인삼탕 3포, 산와가공 부자 가루 1.5g, 대황 가루 적정량 (개인에 따라 가감), 매식 후. 반드시 온복(溫服)할 것. 대황 가루는 대변 상황을 보아 본인이 양을 조절하도록 한다. 효과 판정은 1주 뒤.

고령자 변비

윤장탕(당귀 · 지황 · 마자인 · 도인 · 행인 · 지실 · 후박 · 황금 · 감초 · 대황)을 깜박했다. 고령자 변비이면서 변이 굳고 건조하여 동글동글한 상태일 때 사용한다. 하지만 현실에서는 마자인환으로 거의 해결되므로 임상에서 실제 활용할 일이 많지는 않다. 변비이면서 노인성 건조증이 있고, 건조증과 변비 둘 모두를 한 번에 해결하고 싶을 때 사용하기 좋은 처방이다. 사하제로써 효과는 약하므로 변비의 제1선택 약으로 쓰기는 어렵다.

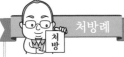

처방례

쯔무라 윤장탕 2포 아침저녁 식후. 이 처방은 효과가 천천히 나타나므로 사하제이지만 2주 정도 상태를 본다. 곧 '대변이 전혀 나오지 않는' 사람에게는 부적합하다. 나오긴 하지만, 깔끔히 나오지 않는다고 할 때 고려할만하다.

치질

치질에는 을자탕(시호 · 당귀 · 황금 · 감초 · 승마 · 대황)이다. 시호, 황금, 감초는 항염증작용이 있고, 당귀는 보혈활혈작용이 있어 혈허혈어(血虛血瘀)를 치료한다. 승마는 쳐진 것을 위로 치켜 올려주므로 치질의 탈항에 좋을 수 있겠다. 대황은 물론 변은 묽게 만들어 치질 치료를 보조하는데, 동시에 항염증작용과 활혈작용도 같이 가지고 있다. 치루가 화농되면 통상 수술밖에 방법이 없지만, 배농산급탕(대조 · 지실 · 작약 · 길경 · 감초 · 생강)을 일시적으로 함께 투약해 봐도 좋다.

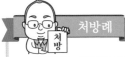

처방례

쯔무라 을자탕 2포 아침서녁 식후. 3개월 정도 만에 깔끔하게 치료된다.

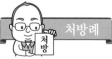
설통

이렇게 식도에서 항문까지 쭉 설명했는데, 그러고 보니 입 안의 상황을 깜박했다. 바로 설통이다. "설통에는 딱 이 처방이다!"라고 할 만한 방제는 없다. Hijikata Y 그룹의 논문 [Am J Chin Med. 2008;36(5):835-47.]에 참고할만한 증례보고가 실려 있다. 요약하자면, 설통은 제대로 중의변증을 해서 치료해야 하며, 제대로 변증하더라도 좀처럼 좋은 효과를 얻기 쉽지 않다.

간담도계(肝膽道系)

소화기영역이기는 하지만 간담도계질환에 대해서는 이 책에선 따로 다루지 않으려 한다. 과거 '간 장애라면 어떤 상황이든 소시호탕을 쓰다가 간질성폐렴이 다발했다'는 것을 지금은 반 정도는 잊어버렸지만, 바이러스성 간염 및 그 관련 질환은 지금 항바이러스제 전성시대로 한방약이 나설 구석이 없다. 비대상성 간경변에 보중익기탕이나 십전대보탕을 사용하기도 하나, 근거는 빈약하다. 담도폐색기전이 있고 황달을 보이는 증례에 인진호탕을 사용하는 의사는 그다지 많지 않다. 내시경적으로 폐색을 해결하는 기술이 고도로 발달해 있기 때문이다. 추후 한방이 이 영역에서 응용될 가능성이 있는 질환을 생각해보면, NASH 정도 아닐까? 아직 보고는 확인되지 않았지만, 서양의학에서도 NASH에 대한 약물요법은 없다. PubMed에서 NASH traditional Chinese medicine을 치면 41개의 논문이 나오는데, 모두 중국에서 나온 것으로 기초연구, 동물실험 결과이다. 현재 기초분야의 연구가 진행 중인 것 같다.

급성 담낭염

하지만 딱 한 가지! 특별한 효과를 보이는 경우가 있다. 급성 담낭염에 대한 작약감초탕이다. 작약감초탕에 평활근, 횡문근을 불문한 강력한 근이완작용이 있다는 것은 잘 알려져 있는데, 이 효과가 담낭에도 작용한다. 따라서 급성 담낭염일 때 생기는 복통에 사용한다. 단기간 사용이라면 저칼륨혈증 발생을 걱정할 필요는 없다.

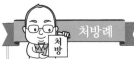
처방례

작약감초탕 1회 2포, 1일 3회 정도 사용하면 좋다. 부스코판을 그때그때 복용하는 방법과 같은 방법이다.

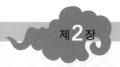

순환기질환

심부전(心不全)

PubMed에 congestive heart failure traditional Chinese medicine이라 검색하면 418개의 문헌이 검색된다. 모두 중의학 관련 문헌인데, 중국에서는 심부전치료에 본격적으로 중의학을 활용하고 있음을 알 수 있다. 반면 CHF traditional Japanese medicine으로 검색해보면 한방 관련 보고는 한 개도 없다. 중의학과 일본한방의 차이는 이렇게 확연하다. 그중에서도 삼송양심교낭(蔘松養心膠囊, Shensong Yangxin capsules 〈SSYX〉)이라는 중성약(중국에서 중의학에 기초해 새롭게 만들어 낸 방제) 관련 보고가 많으며, double-blinded, placebo-controlled, multi-center study가 진행되고 있어 소개해둔다. Wang X 그룹은 465명의 VPC 빈발 CHF 환자를 SSYX군 232명과 placebo군 233명으로 나누어 12주간 치료했다. SSXY는 VPC빈발, LVEF, NYHA classification, NT-proBNP, 6MWD, MLHFQ scores를 유의하게 개선시켰다[Chin Med J (Engl). 2017;130(14):1639-47.].

심방세동(心房細動)

Wang Z 그룹은 905명의 심방세동 환자를 포함한 9개 논문을 토대로 meta-analysis를 시행했다. 그 결과 중성약을 복용한 군이 와파린 단독보다 혈전증 위험이 68% 줄었다(risk ratio [RR] 0.32, 95% confidence interval [CI] 0.13-0.78)고 보고했다[Complement Ther Med. 2017;32:1-10.].

심근경색(心筋梗塞)

　　Wang Y 그룹은 심근경색에 대해 10개의 체계적 문헌고찰, 123개의 RCT, 47개의 관찰연구, 28건의 case report를 검토하여 사망률, 합병증, 심근괴사에 대해 유효성을 확인했다고 보고했다. 그중에서도 단삼주사액, 삼맥주사액(蔘麥注射液), 생맥주사액 관련 근거가 풍부했다. 중약의 유효 성분을 추출한 주사액은 중의학에서 꽤 일반적으로 사용되고 있다[Chin J Integr Med. 2017;23(12):948-955.].

고혈압(高血壓)

　　본태성고혈압을 한방으로 치료할 적극적 의의는 없다고 생각하지만, 중의학 분야에서는 어떤 근거가 나와 있을지 살펴보겠다. PubMed에서 hypertension traditional Chinese medicine이라 검색해보면 1,063건이 검색된다. 물론 기초 데이터까지 포함이지만, 역시나 모두 읽지도 못할 정도로 많다. Tong X-L 그룹의 [Am J Chinese Med. 2013;41:33-42.]이라는 논문이 있는데, 여기서는 Jiangzhouoqinggan이라는 중성약과 이르베살탄 비교시험을 했다. 그 결과 수시혈압에서 Jiangzhuoqinggan은 이르베살탄과 같은 정도의 강압 효과를 보였고, 24시간 혈압 측정에서는 수축기혈압, 이완기혈압 모두 이르베살탄보다 유의하게 높은 강압 효과를 보였다. 이 약에 대해 여러 방면으로 조사해 보았지만, 중국어로는 강탁청간(降濁淸肝)이라고 쓰고 대황, 조구등이 들어있다는 것까지만 알 수 있었을 뿐이다. 영문논문은 이것 한 편뿐이다. '강탁청간(降濁淸肝)'을 넣고 구글에서 검색도 해보았지만 더 자세한 상세 내용은 찾지 못했다. Trial지에 따르면 현재 뇌졸중 이차 예방에 관해 침이 강압 효과를 보이는지에 대한 RCT가 진행 중이라고 하는데, 결과는 아직 나오지 않았다.

　　Hypertension, traditional Japanese medicine으로 검색하면, 의외로 104

건이 나온다. 하지만 하나하나 제목을 살펴보면, 한방 이야기는 하나도 없으며, Japanese 검색어에 다른 분야의 연구들이 걸려 검출된 것일 뿐이다. Hypertension Kampo로 검색해 보니, 월경 관련 고혈압에 계지복령환이 유효하다는 후향적 코호트가 1편 검색된다[Int J Gynaecol Obstet. 2011;114(2):149-52.]. 도쿄의과치과대학 보고에서 월경 관련 고혈압 여성 77명을 생활습관교육 프로그램에 참가시킨 군과 거기에 계지복령환을 add on한 군으로 나누어 비교한 결과, 계지복령환 추가군에서 유의한 혈압 저하가 나타났다. 다만 어디까지나 후향적 코호트 결과일 뿐이다.

　그런데 사실 고혈압 치료라고 하면, 지금 당장 혈압이 내려가는가 보다 (내려가지도 않는다면 사실 더 할 이야기도 없지만), 그에 따라 '심장질환, 관상동맥질환이 예방되었는가? 뇌졸중 발생이 줄었는가?' 같은 이야기가 중요하다. 이런 관점에서 보면, 적어도 본태성고혈압에 한방약을 제1선택약으로 쓸 가능성은 없으며, 나 자신도 그런 진료를 하고 있지 않다. 고혈압에 한방약을 사용한다면, 일반적인 혈압강하제로는 도무지 혈압 조절이 잘 되지 않는데, 오히려 이차성고혈압은 배제가 되는 그런 케이스뿐일 것이다. 이런 증례는 종종 심신증적 요인을 가진 경우가 많으므로 이 이야기는 심신증 장에서 다루겠다.

　이상 지금까지 살펴본 것처럼 중국에서는 중의학의 순환기질환에 대한 효과를 많이 연구하고 있으나, 일본에서 나온 근거는 전무에 가깝다. 그런 탓에 중국에는 중의학에 기반한 순환기병약이 여럿 개발되어 있으나, 일본에는 근거에 기반하여 순환기영역에 사용할 수 있는 한방약이 한 가지도 없다. 다만, 단삼은 일본에서도 약재로 구입이 가능하다. 혈어(血瘀)를 개선하여 예로부터 협심통에 사용되어 왔다. 또한 생맥주사액은 생맥산의 유효 성분을 추출한 것이다. 생맥산도 엑기스제는 없지만, 인삼, 맥문동, 오미자로 구성되는 방제로 기(氣)와 진액(津液) 모두가 허할 때 사용할 수 있다(역자 주: 일본에는 생맥산 엑기스제가 없지만, 국내에는 보험용 한약 제제로 출시되어 있다.).

　순환기뿐 아니라 지금 어떤 분야를 보더라도 일본한방에 비해 중의학은 압도적인 학문적 우위성을 보이고 있다. PubMed에서 검색되는 것은 중국

논문뿐이다. 전통의학에 관해 일본은 쇄국상태에 가깝다. 일본한방은 과거 한방엑기스제가 보험에 수록된 뒤로 신약은 단 한 가지도 나오지 않은 상태로 화석화된 느낌이 있다. 그 사이 중국은 지속적으로 임상, 기초 모두 최신지견으로 무장하고 있으며, 신약을 개발하여 그 효과를 검증하고, 영문지에 싣고 있다. 하지만 이런 중서의결합은 일본에 거의 소개되어 있지 않다. 이렇듯 일본한방은 이미 완전히 세계 속에서 사라져버린 존재가 되어가고 있는 것이다.

지금까지 적어 본 이상의 상황을 토대로 '전문가 의견'에 의존하여 몇 가지 방제를 소개해 보겠다.

EBM

'이래저래 근거를 이야기하더니, 결국은 〈전문가 의견〉인거야? 근거 수준은 최저잖아!'라고 생각한 당신. EBM의 5단계를 알고 있는가? EBM은 **step1**에서 **5**까지의 단계를 거쳐 임상 질문을 해결해 가는 방법이다 (http://spell.umin.jp/EBM.htm).

Step1은 문제 정식화이다. 문제를 정식화하는 방법으로 PICO라는 방법이 있다. patient, intervention, comparison, outcome의 약어이다. 고혈압이면서 두통, 어지럼, 불면으로 힘들어하는 환자에게 한방치료를 시도해보았다. 이 경우 P는 혈압, 두통, 어지럼, 불면, 그 외 소견이 된다. intervention은 한방치료다. comparision은 고혈압의 표준 치료가 되겠다. outcome은 혈압 안정과 증상 소실이다. 이렇게 우선 문제를 정식화하는 것이 EBM의 step1이다.

Step2는 문제에 대한 정보검색이다. 고전, 논문, 교과서, 다른 치료자의 지견을 토대로 관련 정보를 수집한다. 그 정보는 어디서 얻더라도 좋다. 그중에 〈전문가 의견〉도 포함되어 있다.

다만 정보에는 반드시 바이어스가 있으므로 비판적 사고가 중요하다. 그 정보의 비판적 사고가 **step3**가 된다. 정보에는 진실, 바이어스, 우연히 포함되므로 그것을 분별하는 작업이 필요한 것이다. RCT 같은 연구를 시행하고, 통계처리를 하는 것은 우연을 가능한 배제하기 위해서이다(바꿔 말하면, 우연성을 가능한 범위 내에서 억누름). 이를 위한 재료가 지금 전통의학 분야에 가장 부족한 부분이다.

Step4는 step2-3에서 얻은 비판적 사고를 한 근거를 환자에게 적용하는 것이다. 이때 근거, 환자 상태나 주위를 둘러싼 환경, 환자 의향과 가치관, 의료인의 임상경험을 고려해야만 한다.

환자 상태를 고려하는 것은 말할 것도 없지만, 환자를 둘러싼 주위 상황, 예를 들어 경제적 상태, 또는 한방약에 보험이 적용되는지도 고려해야 한다. 환자의 가치관도 중요한데, 의료인의 가치관을 강요해서는 안 된다. 환자의 '이야기'(narrative)를 존중하며, 의료인이 제안한 치료를 받지 않는 선택지도 받아들여야만 한다. 그리고 이때 의료인의 임상경험은 모아 둔 정보와 눈앞의 환자 사이에 존재하는 갭을 메우기 위해 중요하다.

이러한 방식 전체가 EBM이다. 원리적으로는 양심적인 의료인이라면 일상 진료에서 매일같이 습관적으로 하고 있는 것이다. 다만 전통의학에 관해서 이야기하자면, '정보의 비판적 사고'를 어디까지 해나갈 것인가가 문제가 된다. 이것은 RCT인가, placebo인가 등을 논하는 수준에 머무르는 것이 아니라, 예를 들어 지금의《상한론(傷寒論)》은 일반적으로 이러한데 송 이전에는 다른 것 아닌가, 라든지, 원래 부자(附子)는 발표제인데… 와 같은 검토도 포함된다. 그런 것을 열심히 검토해 가는 것 역시 EBM 속에 포함된다. 마지막 **step5**는 step1~4까지의 피드백이다.

이런 이유에서 비판적으로 사고해 가며, 〈전문가 의견〉을 참고하더라도 전혀 EBM에서 벗어나는 것이 아니다.

야마모토 이와오라는 의사는 고령자 NYHA1의 심부전에 팔미지황환(건지황·산수유·산약·택사·복령·목단피·계지·부자)을 사용했다. 그는 지황에 강심 효과가 있는 것 아닐까라고 추론해왔는데, 오히려 부자의 강심작용일 것이라 생각한다. 산와가공 부자 가루를 보충해도 좋겠다.

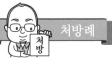

처방례

쯔무라 팔미지황환 2포, 산와가공 부자 가루 2g 아침저녁 식후. 우선 2주를 처방해서 반응을 보고, 좋은 것 같으면 팔미지황환만 처방하여 유지해간다 (양약과 함께).

부종(浮腫)

부종을 잡는 것만을 목표로 한다면, 진무탕(복령·작약·창출·생강· 부자), 영계출감탕(복령·계지·창출·감초)이 자주 사용된다. 심부전 부종에 라식스를 사용해도 효과가 그다지 효과가 없다면 진무탕을 병용한다. 복령, 창출이 진액을 순환시키고, 작약은 활혈작용이 있으며, 부자는 온보신양(溫補腎陽)하여 신양기(腎陽氣)를 보한다.

처방례

쯔무라 진무탕 3포, 산와가공 부자 가루 3g 매 식후. 이것도 우선 2주간 처방하고 반응을 본다. 이 약들은 부종이 개선되면 중지해도 좋다. 또한 부종이 심해지면 다시 복용하게 한다.

신양기(腎陽氣)

자! 지금 '신양기를 보한다'고 했다. 신은 이미 설명했는데, 양기란 무엇일까? 음양이라는 것은 중국인들의 사물을 바라보는 근본이 되는 사상이다. 본질적으로 에너지 포텐셜이 높고, 엔트로피가 증대되는 방향성이 양, 그 반대가 음이다. 해가 양이라면 달은 음이다. 하늘이 양이라면 땅은 음인 것이다. 중의학의 신(腎)에 대해서 이미 서술했는데, 생명에너지의 근본을 만들어 내는 장소이다. 그 근본 생명에너지가 없으면 생체는 체온 유지가 불가능하다. 곧 체온 유지를 위한 근본 에너지는 신에 있고, 이것을 신양이라 한다. 부자는 이것을 보하며, 신체를 따뜻하게 하는 것이다.

고전에 적힌 내용 중 심부전과 매우 유사한 것은 영감강미신하인탕(복령·반하·행인·오미자·감초·건강·세신)을 쓸 상황이다. 반하, 복령은 화담(化痰)한다고 하여, 진액이 정체된 것을 움직인다. 행인, 오미자, 세신은 지해약이다. 건강은 온리(溫裏)한다고 한다. 신체를 내측에서부터 따뜻하게한다. 이 방제는 《금궤요략》에 기재되어 있으며, 몸이 붓는 것을 치료한다고 되어 있다. 최근에는 특히 라식스로 흉수가 잘 제거되지 않을 때 사용한다.

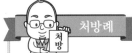

쯔무라 영감강미신하인탕 3포 매 식후, CT나 엑스레이로 흉수량을 보면서 2주간 시도한다.

심장신경증(心臟神經症)

심장신경증은 순환기질환인지 잘 알 수 없지만, 빈번히 일반내과에서 만나는 병태이다. 증례에 따라 근거는 없지만, 한방약을 빈용한다. 제1선택 약은 시호가용골모려탕이며, 특히 스트레스 요인이 명확한 경우 좋다. '직장에서 마주하기 싫은 상사와 대화를 나누고 나니, 가슴이 두근거린다'와 같은 호소를 한다. 원전에 '흉만번경(胸滿煩驚)'이라고 되어 있어, 가슴이 가득 차오르는 듯하며 실룩거린다고 호소하기도 한다.

별 것 아닌 일에도 잘 놀라고, 구체적인 스트레스가 있지 않은데도 그 사람 자체의 성격 때문에 두근거림을 느끼는 경우에는 계지가용골모려탕을 쓴다. 대략적으로 이야기하자면 "시호가용골모려탕은 간울(肝鬱)이고,

계지가용골모려탕은 신허(腎虛)"인데, 저자 자신의 경험에 근거한 이야기이므로 자세한 이유는 조금 설명이 어렵다.

원인이 매우 명확한 경우로 동일본대지진 후 PTSD로 두근거림을 동반한 경우에는 시호계지건강탕(시호·계지·괄루근·황금·모려·감초·건강)과 산조인탕(산조인·복령·지모·천궁·감초) 합방이 매우 잘 들었다. 그 뒤, 시호계지건강탕만 사용하여 RCT를 진행했고, 그 결과가 논문화되었는데, 발단은 나 자신의 PTSD였다. 그 지진 후, 밤에 여진이 오거나 하면 예민해져 가슴이 두근거리고, 식은땀이 흘렀다. 그런 날이 몇 개월간 지속되었다. 그래서 스스로 나름 변증을 하여 시호계지건강탕과 산조인탕을 함께 복용해 본 결과, 복용 후 3일 정도 만에 증상이 싹 가라앉았다. 당시 비슷한 증상을 가진 사람들이 아주 많이 있었기 때문에 외래에서 몇 명에게 시도해보니 아주 효과가 좋았다. 그래서 스토리를 단순화하기 위해 시호계지건강탕 만으로 RCT를 기획한 것이 성공했다(그림 3) [Evid Based Complement Alternat Med. 2014;2014:683293.].

'PubMed를 검색했다가, 중의학 용어를 이야기했다가 하는 참 특이한 책이구나~'라고 생각하실 분들도 계실지 모르겠다. 하지만 중의학이란,

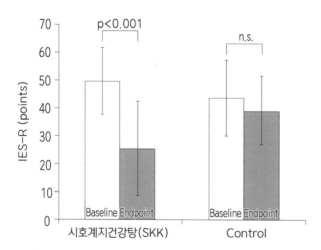

그림 3 PTSD의 정도를 표현한 IES-R 점수의 변화

IES-R 점수는 SKK 복용군에서 49.6±11.9에서 25.5±17.0으로 유의하게 개선되었고, 대조군에서는 유의한 차이가 없었다.

그 특유의 학문체계가 분명 존재하며, 이에 따라 진료, 연구, 교육이 이루어지고 있어 앞서 언급했듯 이를 토대로 많은 양의 근거가 생산되고 있다. EBM에 기초한 중의학을 해설하는 것은 모순적인 것이 아니다. 요약하자면, 일본의 연구 수준이 너무 낮아 일본에서 사용할 수 있는 방제를 소개하자면 근거를 제시할 수 없을 뿐이다. 서양의학을 공부하기 위해 PubMed를 검색거나, 기초 데이터를 참조하고, 전문가 의견을 참고하거나 하는 것과 같은 것이다.

그런데 앞서 음양을 설명했으나, 사실 음양이란 표리한열음양허실(表裏寒熱陰陽虛實)이라는 8가지 방향의 벡터로 구성된 개념의 일부이다. 8방향의 벡터이므로 이것을 팔강변증(八綱辨證)이라고 한다. 이것도 추후 여기저기 얼굴을 들이밀 것이므로 일단 여기서 설명해 두도록 하겠다. 전저인 《고령자 한방진료》에서 '중의학도장'을 읽은 분들은 같은 이야기이므로 건너뛰어도 좋다.

팔강변증(八綱辨證)

질병의 상태를 허실(虛實), 한열(寒熱), 표리(表裏), 음양(陰陽)이라는 사차원으로 해석한 것이 팔강변증이다(그림 4).

허(虛)란, 본래 갖춰져 있어야 할 기(氣), 혈(血), 진액(津液) 등의 기능이 저하된 것이다. 각각 기허(氣虛), 혈허(血虛), 음허(陰虛)라 불린다. '허가 뭔가 충족되지 않은 것이라면, 실은 충실한 것일까?'라고 생각할 수 있는데 꼭 그렇지 않다. 뭔가의 병인이 실재하고 있음을 의미하는 것이다. 그 병인을 사(邪)라고 한다. 외인성 외사(外邪), 내인성 내사(內邪), 생활습관 등에 의한 불내외인(不內外因)으로 나눌 수 있는데, 모두 거기에 무언가 병사가 존재하고 있는 것으로, 이러한 상태를 실(實)이라고 한다. 따라서 실은 사실(邪實)이라고도 불린다. 일본 한방유파 중 일부는 '실이란 체력이 충실한 것이다'라고 설명하기도 하나, 체력이 충실하다면 문제가 되지 않으므로 사실 의미가 없다. 또한 그런 기술을 하고 있는 고전은 중국이나 일본

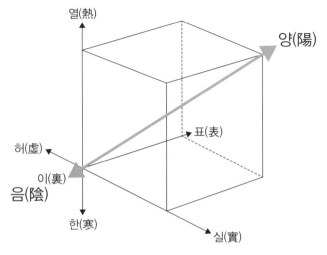

그림 4 팔강변증(八綱辨證)

[이와타 켄타로 감수, 이와사키 코우/타카야마 신 저 (2017) 《고령자 한방진료》 마루젠출
판 〈2018년 《고령자 한방진료》(청홍)로 국내 번역 출간, 125페이지에서 일부 개정)]

그 어디에도 없다. 체력이 충실하다고 운운하는 것은 쇼와시대 한방의들
이 억지로 만들어 낸 이야기일 뿐이다.

한열(寒熱)이란 요약하자면 환자 본인이 추위를 느끼는 지, 열을 느끼는
지의 차이이다. 이것은 질환의 종류에 관한 것이며, 그것이 때때로 근본적
인 치료 차이로 연결된다는 것은 뒤에 상한(傷寒)과 온병(溫病)의 차이에
대해 감염증의 장에 서술하며 이야기하겠다.

표리(表裏)는 질병의 진행 상태이다. 질병이 초기이고, 비특이적 면역
으로 억눌러질 정도인 것은 표이다. 진행하여 장기에 변이가 생긴 것이 이
(裏)이다. 표리는 상대적이며, 예를 들어 코감기가 표라면 인두염은 비교
적 이(裏), 기관지염은 더욱 이(裏), 폐렴은 더욱 더 이(裏)가 된다. 암은
처음부터 이(裏)에서 생기는 질환이다.

음양은 이미 설명했는데, 매우 종합적인 개념이다. 일반적으로 자연현상 모두에 해당하며, 에너지 포텐셜이 높고, 엔트로핀이 증대되는 방향성을 양이라고 한다. 그 반대를 음이라고 한다. 낮이 양이면 밤이 음, 태양이 양이면 달이 음, 하늘이 양이면 땅은 음. 이것을 기, 혈, 진액에 응용해보면, 기에 비해 혈은 물질적이므로 음, 진액은 액체이고 그 자신이 움직일 힘이 없기 때문에 더 음이다. 따라서 진액의 허를 '음허(陰虛)'라고 부르게 된다. 음양을 감별하더라도 바로 치료법이 결정되는 것은 아니지만, 음양을 틀리면 근본적으로 진단에 오류가 생기게 된다.

내분비와 대사

내분비도 사정은 순환기와 비슷하다. 확인되는 근거 대부분은 중의학에서 나온 것이며, 각 연구에서 사용한 중성약은 일본에서 사용할 수 없다. PubMed에서 hyperthyroid traditional Chinese medicine은 50개, hypothyroid traditional Chinese medicine은 28개이다. 이에 비해 hyperthyroid traditional Japanese medicine에서 한방논문은 0, hypothyroid traditional Japanese medicine도 0이다.

Luo H 그룹은 아급성 갑상선염에 대해 21건의 RCT를 이용하여 체계적 문헌고찰을 하여, 중의학은 프레드니솔론과 NSAIDs 치료에 비해 발열, 갑상선 통증, 갑상선 기능 개선에 유의한 효과를 보였다고 보고했지만, 일본에서 사용할 수 있는 약은 없었다[J Tradit Chin Med. 2014;34(3):243-53.].

유일하게 일본에서도 응용할 수 있을지 모를 지견으로 가미소요산에 패모와 모려를 추가한 처방이 갑상선기능항진증에 유효했다는 1케이스 증례보고가 있다[J Altern Complement Med. 2010;16(11):1217-20.].

엑기스제로는 가미소요산에 시호가용골모려탕을 조합한 것과 가깝다 볼 수 있겠다. 다만 한 케이스 보고일 뿐이니 이 정도로 하겠다. 처방례는 굳이 거론하지 않는다. 나도 사용해 본 적은 없기 때문이다.

Low T3 증후군이라는 것이 있다. fT4는 정상인데 fT3가 낮고 환자는 대부분 쉽게 피로해진다고 호소한다. 서양의학적으로는 지료 방법이 없고, 한방에서는 습관적으로 보중익기탕을 쓴다. 기허의 일종이기 때문이다. 1일 2회, 아침저녁 식후로 2, 3개월 장기간 복용하면 기운이 난다고 하는 사람들이 있다. 다만 데이터는 딱히 없다. 보중익기탕에 대해서는 호흡기 장에서 상세히 다루겠다.

　　　Pubmed에서 Addison's disease traditional Chinese medicine을 검색하면 0이다. Addison병에 중의학이 효과를 보인다는 근거는 없다. 또한 쿠싱증후군(쿠싱병 포함)에도 한방 또는 중의학이 효과를 보인다는 임상적 근거는 없다.

　중성약 관련 자료를 볼 때는 주의가 필요한 측면도 분명 있다. 중국에서는 중약과 양약을 꼭 나눠봐야만 한다는 개념이 없다. 실제로 중약과 스테로이드를 섞어둔 약이 많이 팔리고 있다. 그런 OTC의 대부분에서 사망이나 집중치료실 치료가 필요해질 정도의 중대한 부작용이 나타나고 있음을 홍콩 Chong Y.K. 그룹이 보고했다[Hong Kong Med J. 2015;21(5):411-6.].

　그런데….
　내분비질환의 경우, 한방치료를 할 때 특히 주의가 필요하다. "나는 갑상선기능항진증으로 진단받았는데…"라고 이야기해 주는 환자는 괜찮다. "매일 밤 심장이 두근거려 잠을 자지 못하는데, 다른 병원 의사는 이상이 없다고 한다…"라며 내원한 초진환자가 갑상선기능항진증이었던 적이 있다. 좀 살을 빼고 싶다고 했던 환자가 쿠싱이었던 적도 있다. 나의 가장 돌이킬 수 없었던 실수는 이도저도 아닌 부정수소(不定愁訴)를 늘어놓는 노파를 상대로, 이 처방 저 처방을 내면서 1년 정도 경과한 뒤, 환자의 목이 크게 부어오른 것을 본 경험이다. 한방의는 항상 전신을 본다고 했던 것이 완전 거짓말이 되었고, 당시 나는 그 환자의 맥을 보고, 혀를 보고, 배도 만졌지만 목은 보지 않았던 것이다. 갑상선암이었다. 재판까지 가지는 않았지만, 환자가 "몇 시간씩 걸려가며 여기를 다녔는데… 병에 대해 조금 더 빨리 알고 싶었다"고 하여, 더 이상 말을 이을 수 없었다.

　환자라는 존재는 "나는 ~~병입니다"라는 간판을 들고 다니지 않기 때문에 이러한 점을 기억해두지 않고 한방진료를 하다보면 아픈 순간을 경험하게 된다. 한방외래를 표방할 정도라면 통상적인 내분비질환에는 평소부터 관심을 가지고 있어야 하며, '어랏?' 싶은 이상 소견을 간과하지 않도록 주의를 기울여야 한다.

당뇨병(糖尿病)

Diabetes mellitus traditional Chinese medicine이라고 PubMed 검색을 진행하면 1,339건이 검색된다. 여기에 RCT 검색 제한을 걸면 11건이 되는데, 모두 중성약 데이터로 일본에서는 사용할 수 없는 약이다. 이외 유일하게 기공 연구 하나가 있다. Putiri AL 그룹은 체계적문헌고찰 결과 기공이 2형 당뇨병에 유효하다고 결론지었다[Medicines (Basel). 2017;4(3). pii:E59.].

여기서 말하는 기공이란 이른바 내기공(內氣功)이며, 태극권 등이었다.

중성약으로는 pre-diabetes 환자에 대한 금기강당편(金耆降糖片; 황련, 황기, 금은화, JingQi-Jiangtang tablets) RCT가 있었다. 400명의 prediabetes 환자를 금기강당편군과 플라세보군으로 무작위 배정하여 12개월 투여한 뒤, 다시 12개월간 경과를 추적했다. 최종 평가지표는 당뇨병 발생률, 악화율이었고, 그 외 내당능, 인슐린저항성, 당화혈색소, Short Form 36 Health Survey Questionnaire (SF-36)이었다. 금기강당편은 유의하게 당뇨병 발생을 감소시켰고 악화율도 낮췄다. cost-effectiveness ratio와 the incremental cost-effectiveness ratio는 12개월 치료 종료시점, 24개월 관찰 종료시점 모두 금기강당편군이 양호했다[Trials. 2015;16:496.].

Diabetes mellitus traditional Japanese medicine을 검색하면 90여 건의 문헌이 검색되나, 대부분은 한방과 관계가 없는 내용이다. 다시 diabetes mellitus Kampo로 검색해 봐도 기초연구만 38건이 검색되었다. RCT는 커녕, case series도 없었다. 요약하면 당뇨병에 대한 임상적 근거가 있는 한방약은 없다. 모두 기초연구, 동물실험 중인 것뿐이었다.

그런 상황에 맞춰, 일본에서는 당뇨병성 신경병증에 의한 저림, 통증에 우차신기환(건지황·산약·택사·목단피·산수유·복령·우슬·차전자·계지·부자·연밀)이 자주 사용되는데, 이것을 소개해 두겠다. 저자도 사용해 보았는데, 반응은 '효과가 나기도 나지 않기도'였다. '효과가 없던 것은 증이 틀려서이다'라는 반론은 지긋지긋하다. 한방, 중의학을 30년 해 온 저자가 이제 와서 당뇨병성 신경병증 변증을 하지 못했을까?

우차신기환은 구성약물을 보면, 전술했던 팔미지황환에 우슬과 차전자를 추가한 것이다. 우슬은 보신약(補腎藥), 차전자는 이수제(利水劑)로 진액 순환을 호전시키는 것인데, 원래 팔미지황환 자체가 보신약이면서 택사나 복령 같은 이수제를 포함하고 있으므로 이 두 방제의 방의는 거의 다르지 않다. 우슬과 차전자로 팔미지황환의 효과를 조금 더 강화시킨 방제라고 생각하는 것이 좋겠다.

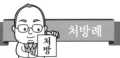

처방례

쯔무라 우차신기환 2포, 산와가공 부자 가루 2g 아침저녁 식후. 우선 4주 처방해 본다. 조금이라도 좋아지는 것이 있다면 1개월간 지속한다. 대략 2개월 정도 해보고, 하나도 변화가 없다고 할 때는 듣지 않는 것이므로 중지한다.

비만(肥滿)

Obesity traditional Chinese medicine을 PubMed에서 검색하면 492건이 검색되는데, RCT로 제한하면 모두 사라져버린다. 주의를 기울여 볼 것은 Fang S 그룹의 논문 [Am J Chin Med. 2017;45(2):239-54.]으로 1,808 증례를 포함한 23개의 연구를 메타분석하였다. 그들은 침치료를 통해 평균 BMI가 1.74 감소했다는 결론을 보고했다.

일본에서는 종종 방풍통성산이 비만 치료 목적으로 쓰이나, PubMed

에서 bohutsusyosan 이라고 검색어를 넣으면 나오는 임상 데이터는 체중 감소가 아닌, 비만자의 혈압을 내리는 것이었다[Atherosclerosis. 2015:240(1):297-304.]. 그런데 방풍통성산이라고 하면 살 빼는 약으로들 알고 있는데, 본래는 호흡기감염증에 사용되어 온 약이다. 오한발열하고, 코가 막히며, 인두통이 있고 기침과 점조한 가래가 나올 경우, 곧 코에서 인후, 기관지에 걸쳐 폭넓은 염증이 파급된 경우에 사용하는 약으로 일시적인 사용이 전제된 약이다. 이것을 살 빼는 약으로 장기간 사용하여 간질성 폐렴이 발생했다는 보고가 이어지고 있는데, 본래의 사용 목적과 너무 다르게 활용되었기 때문일 것이다. OTC로도 폭넓게 판매되고 있는데, 간질성 폐렴 위험성을 고려해 보면 바람직한 일은 아니다.

사실 나도 비만하지만, 내 다이어트에는 저탄수화물, 곧 탄수화물을 끊는 것이 가장 효과가 있었다. 이래저래 탄수화물을 줄여 놓다보면 어느새 살이 빠져간다. 대신, 식비가 높아져 힘들다. 주식을 먹지 않으니 반찬을 하나라도 더 추가하지 않으면 배가 차지 않기 때문이다. 외래에서 '뭔가 살을 빼주는 약 없나요?'라고 말하는 환자에게 나는 '약으로 살을 빼려 생각하는 사람은 살이 빠지지 않습니다'라고 딱 잘라 이야기하고는 한다. 그게 사실이기 때문이다. 마르고 싶으면 식사를 조절하고 운동해야 한다. 그 방법밖에 없다.

이상지질혈증

중국에서는 지필태(脂必泰)라는 중성약이 중등도에서 고도 심혈관계질환 위험을 가지고 있는 환자에서 혈중 콜레스테롤 농도를 유의하게 감소시켰다는 논문이 나와 있지만 [Atherosclerosis. 2010;211:237-41.], 필자는 이상지질혈증에 한방약을 사용해본 적은 없다. 그뿐 아니라 최신 근거에 따르면, 특별히 위험인자가 없는 이상지질혈증이면서 단순히 LDL 콜레스테롤만 높은 일본인에게 약물치료를 하는 것은 거의 의미가 없는 것으로 알려져 있다.

저(低)~중(中) 위험도 일본인 환자에게 식사요법을 하면서 프라바스타틴의 심혈관사건 1차 예방 효과를 검증한 MEGA 스터디에 따르면, 확실히 주요 평가항목인 관상동맥질환 발생이 식사요법 단독군 2.5%였던데, 반해 프라바스타틴 병용군은 1.7%로 발병률이 감소했다고 하나, 뭔가 그대로 받아들이기엔 조금 모자라다. 게다가 심혈관 사망과 협심증은 줄어들지 않았다. NNT는 119, 곧 스타틴 치료로 이익을 얻는 것은 치료를 받은 사람 200명 중 한 명 정도였다[G노트(G ノート) 증간 vol.5 no.2《동맥경화어삼가(動脈硬化御三家)》양토사(羊土社)에서]. 요약하자면 이상지질혈증 1차 예방이란 일본인에게 거의 의미가 없다는 것이다. 스타틴은 산더미처럼 팔리고 있지만, 그중 약 반은 무의미한 의료라는 것이다. 무의미한 치료를 한방으로 어떻게 하더라도 무의미할 것이다. 그래서 그런 일은 할 필요가 없다.

골다공증

저자 자신은 골다공증에 한방약을 사용하고 있지 않다. 물론 골다공증에 압박골절 통증 같은 동반증상이 있을 때는 한방약을 자주 사용하지만, 골밀도를 높일 목적으로 한방약을 사용해본 경험은 없다.

하지만….

이 책은 '우선 근거를 살펴보자'는 주의다. PubMed에서 traditional Chinese medicine osteoporosis를 검색해보면, 498건이 검색된다(2018.04.06. 현재). 가장 새로운 것은 골다공증에 대한 침의 효과를 본 메타분석이다[Am J Chin Med. 2018;46(3):489-513.]. 이에 따르면 3,014명의 참가자를 대상으로 한 35개 RCT를 메타분석한 결과, 온침치료는 요추와 대퇴골 골밀도를 유의하게 증가시켰고, 혈중 칼슘농도와 estradiol 농도를 높이며, 통증을 경감시켰다.

이에 비해 중성약에 대해서는 양약과 비교한 10개 RCT를 토대로 한 메타분석에서 골밀도 증가에 대해서는 유의하지는 않지만, 오히려 낮은 개선도를 보였다고 보고되어 있다[J Clin Densitom. 2017;20(4):516-25.]. 골다공증에 관해서는 이렇게 보면 약보다는 침인 것이다. 뜸에 대한 체계적 문헌고찰도 있다[Plos One. 2017;12(6):e0178688.]. 이것은 heterogeneity가 너무 강해 메타분석을 할 수 없었기 때문에 그다지 참고가 되지 않는다.

Osteoporosis traditional Japanese medicine으로 검색하면 20건이 검색되나, 한방 임상연구는 0이다. Osteoporosis Kampo로 검색해도 임상데이터는 0이다. 매번 바보 같아지는데, 일본한방의 근거구축 현황은 아무래도 입에 올리기 어려운 상황이다. 그런 관계로, 전통의학 분야에서 골다공증에 가장 근거를 갖추고 있는 것은 아무래도 침이다. 통상적인 치료로는 하나도 효과를 보지 못했다는 환자에게는 먼저 침구치료를 추천해 주는 것이 좋을 것 같다.

제4장

신장질환

여기서 다룰 신장은 서양의학에서 말하는 신장이다. 오장육부에서 이야기하는 신(腎)이 아니다. 지금까지 해온 것처럼 먼저 PubMed 검색부터 하고 시작하겠다. kidney traditional Chinese medicine RCT로 검색하면 5건이 나온다. 흥미를 끄는 것은 Liu X의 논문[J Ethonopharmacol. 2014;151(2):810-9.]이다. 이 meta-analysis는 조금 이상한 면이 있다. Diabetic nephropathy에 대해 조사를 했다고 했으나, 관찰 항목이 무엇인지 잘 알 수가 없다. 786건의 원 문헌을 살펴본 뒤, 21건의 RCT만을 분석했다고 했으므로 상당히 엄밀하게 살펴본 것 같지만, 아마도 각각의 RCT에서 사용한 관찰 항목이 같지 않았던 것 같다. 뭔가 복합적인 효과를 보이는 것은 확실한 것 같은데, 논문을 읽어보더라도 그래서 그것이 뭔지는 알기 어렵다. 반면 흥미로운 점은 이 분석에 포함된 21건의 RCT에 대해 각각 중의학적으로 어떤 타입의 환자를 대상으로 하였는지를 나눠 분석했다는 것이다. 곧 A. 간신음허(肝腎陰虛), B. 기혈음양양허(氣血陰陽兩虛), C. 비신양허(脾腎陽虛)로 나누어 보았다. 결과적으로 우선 Q수치(Q-value)는 A 13.18, B 0.25 C 3.27 (P〉0.05, I^2 〈 50%)로, homogeneity에 문제가 없었다. 이런 상황에서 fixed effect model을 사용하여 구한 combined RR과 그 95% 신뢰구간이 각각 A 1.48(1.37-1.60), B 1.19(1.06-1.34), C 1.33(1.19-1.50), P는 모두 〈 0.05였다. 곧 A, B, C 세 군 모두 서양의학에 비해 중의학의 치료 결과가 유의하게 높았으며, 특히 A. 간신음허군의 성적이 가장 좋았다고 볼 수 있겠다. 일단 여기까지는 좋은데, 사실 나는 이 combined RR을 어떻게 해석하면 좋을지 잘 모르겠다. 21건의 RCT를 대상으로 했기 때문에 각각 관찰 항목이 달랐을 것이다. 그것을 종합하는 방법이 meta-analysis 뿐일까? 독자제현의 판단을 기다려본다.

Kidney traditional Japanese medicine으로 검색을 해보면 의외로 81건이나 검색이 된다. 그 안에는 한방과 전혀 관계없는 논문도 포함되어 있으며, 대부분은 기초연구이다. 81건 전체의 제목을 보았는데, 임상연구는 1건도 없었다.

이상의 결과를 토대로, 일본의 일상 임상에서 비교적 자주 사용되는 처방에 대해 다뤄보겠다(왠지 공허해지는 것 같지만…).

만성신장병(慢性腎臟病)

만성신장병(CKD)이면서 스테로이드에 저항성을 보이는 신증후군을 보이는 경우, 가장 사용하기 좋은 처방은 일관당(一貫堂) 용담사간탕, 곧 코타로 용담사간탕이다. 쯔무라에도 용담사간탕은 있으나, 이 약은 완전 다른 약이나 마찬가지로, 급성 요로감염에 적합한 약이기 때문에 주의해야 한다. 일관당 용담사간탕의 구성약물은 황련, 황금, 황백, 산치자, 당귀, 작약, 천궁, 지황, 연교, 박하, 목통, 방풍, 차전자, 용담초, 택사, 감초이다. 메이지시대, 모리 도하쿠라는 사람이 고안했다. 황련, 황금, 황백, 산치자 조합은 황련해독탕으로 청열작용, 곧 항염증작용을 가지며, 당귀, 작약, 천궁, 지황 곧 사물탕이 보혈활혈작용을 보인다. 연교, 용담초는 청열작용을 보조하며, 목통, 차전자, 택사는 이수작용, 곧 진액을 순환시킨다. 피로감이 심하면 보중익기탕을 병용한다. 효과 판정은 일본신장학회 CKD 진료가이드라인 2012에 기재된 CKD 중증도 분류에 기초해서 진행한다.

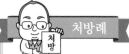

처방례

코타로 용담사간탕 2포 아침저녁 식후. 요알부민량, 요단백량, eGFR을 보면서 반년~1년.

급성신부전, 만성신부전에 따른 부종

급성신부전 또는 만성신부전의 급성악화로 부종이 심해진 경우, 한방약으로는 월비가출탕(마황 · 생강 · 대조 · 출 · 감초 · 석고)을 사용한다. 여기서 출은 기를 움직여 진액을 순환시키는 작용을 기대하며 사용하는 것이므로 창출을 쓰는 편이 좋겠다. 곧 쯔무라 제제를 사용해야 한다. 마황과 석고 조합이 키(key)로, 이 조합으로 청열이습(淸熱利濕; 염증을 억누르고 진액을 움직임)한다.

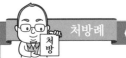

처방례

쯔무라 월비가출탕 3포 매 식후, 3주간. 3주간 써보고 효과가 없다면, 그 이상 사용해도 무의미.

제 5 장

호흡기질환

바이러스와 세균감염에 따른 상기도염, 하기도염은 감염증에서 다루겠
다. 거기서 육경변증을 설명해야만 하기 때문이다. 여기서는 그 외 폐질
환, 곧 천식, COPD, 간질성폐렴, 기관지확장증을 다루겠다. 우선 이전처
럼 PubMed부터 검색해보자.

천식(喘息)

Bronchial asthma, traditional Chinese medicine으로
PubMed 검색을 하면 595건이 검색된다. 모두 다 읽어볼
수는 없어서 RCT를 제한 조건으로 추가하니 단숨에 5건
으로 줄어들어버렸는데, 그중 3건은 침 논문이다. 침이
천식에 유효함을 알 수 있다. 매우 흥미로운 것은 Sanfu acupoint herbal
patching(SAHP)이 천식에 효과가 있다는 meta-analysis다[Complement
Ther Med. 2017;30:40-53.].

Sanfu acupoint라고 했는데, 삼복(三伏)이라는 이름의 경혈은 없다. 이
것은 삼복첩이라고 하며, 중국에서 예로부터 진행해오던 동병하치(冬病
夏治) 습관이다. 곧 겨울에 쉽게 악화되는 천식 같은 병을 여름에 미리 예
방적으로 치료해 두는 것이다. 삼복이라는 것은 여름 중 가장 더운 시기로
초복(하지 뒤 세 번째 경일〈庚日〉), 중복(네 번째 경일), 말복(입추 후 첫
경일)을 말한다. 이 날을 골라 폐와 관계된 경혈 위에 약재를 짓이겨 붙이
는 것이다. 사용하는 약재는 자백개자(炙白芥子), 원호(元胡), 세신(細辛),
감수(甘遂) 등이며, 이 약재들을 짓이긴 것을 폐수, 심수, 장수혈 등에 붙
인다. 미병(未病)을 치료한다는 것이나, 일본인들이 들으면 조작 같다는
생각을 할지도 모르겠다. 하지만 중국에서는 당당히 RCT가 진행되었고,
그 결과 meta-analysis가 나온 것이다. 3,313증례를 포함한 34개 RCT를

토대로 이 논문은 동병하치가 천식 조절에 유효하다는 결론을 내고 있다.

뭔가 대단하지 않은가? 이런 것을 일본이라면 민간풍습으로 치부해버릴 것이다. 하나하나 과학적으로 검증해야만 하는 것 아니냐고 따져들기만 할 것 같다. 그것을 검증한 RCT가 34건이나 있고, 그 meta-analysis를 한 것을 보면서 나는 중국인의 도무지 헤아릴 수 없는 성실함을 느끼곤 한다. 일본인들은 쓸데없다고 생각하는 것을, 중국인들은 전심을 다해 진행하고, 그 답을 낸 것이다.

이외 2012년 발표된 meta-analysis에서는 304증례를 포함한 6건의 RCT를 토대로 중의학치료는 서양의학만 사용한 치료에 비해 천식 조절에 유효했다는 결론을 냈다(RR: 1.43, 95% CI: 1.10 to 1.87 vs RR: 1.51, 95% CI: 1.09 to 2.08) [J Tradit Chin Med. 2012;32(1):12-8.].

자! 그럼 bronchial asthma, traditional Japanese medicine RCT로 PubMed에서 검색해보면 어떨까? 이미 다들 답은 알고 있을 것 같다. 제로다. 하나도 나오질 않는다. 일시적으로 시박탕에 대한 연구가 성행했으나, 기초연구와 증례보고일 뿐, 결국 RCT는 나오지 않았다. 맥문동탕도 제로이다. 그 외 천식에 관해 일본한방의 RCT는 일절 없다.

그런 상황이라는 것을 전제로 하고 이야기하자면, 천식 관해기에 시박탕(시호·반하·복령·황금·대조·인삼·후박·감초·소엽·생강)을 사용하는 것은 나쁘지 않다. 이것은 약재구성을 보면 바로 알 수 있는데, 소시호탕과 반하후박탕의 합방이다. 소시호탕이 염증을 억제하며, 반하후박탕이 기관지를 확장시킨다. 스테로이드와 함께 증상이 있을 때 마다 β자극제를 그때그때 복용하도록 하는 것과 그 이치가 같다. 발작 시에는 소청룡탕(반하·마황·작약·계지·세신·건강·감초·오미자)이다. 이것은 β자극제를 그때그때 복용하는 것 같은 의미로, 일시적인 기관지확장작용이 있다. 마황, 작약, 감초에 기관지확장작용과 평활근이완작용이 있고, 반하에는 진해작용이 있다. 기침천식 같은 타입은 서양의학적 처치를 쓰더라도 그다지 해결이 쉽지 않으므로, 여기에 마행감석탕(석고·마황·행인·감초)을 병용해도 좋다. 이 4가지 약재 조합은 강력한 항염증작용과 진해작용이 있다. 다만 이러한 마황제는 모두 증상이 있을 때, 그때그때만 복용해야 한다. "기관지천식의 기본 치료약이 흡입 스테로이드"라는 점은 불변이다. 그것만으로 잘 치료되지 않을 때 한방 병용을 고려하면 된다.

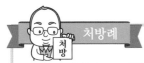

처방례

쯔무라 시박탕 2포 아침저녁 식후, 발작 시 쯔무라 소청룡탕 2포 바로 복용.

COPD

COPD는 어떨까? COPD traditional Chinese medicine으로 검색해보니 232건인데, 중의학 이외의 논문도 꽤 포함되어 있다. 키워드로 RCT를 추가하니 단번에 4건으로 줄어버렸는데, 그중 2건은 기공법이었다. 역시나 폐질환이라 재활치료가 유효한 것 같다. 나머지 2건은 Liu S 그룹의 논문[Evid Based Complement Alternat Med. 2014;2014:257012]과 Wang G 그룹의 논문[PloS One. 2014;9(8):e103168.]이다. Liu S 그룹의 논문은 위경탕(의이인·동과자·도인·위경)에 대한 것이며, 엑기스제는 아니지만 예로부터 일본에서도 호흡기질환에 빈용되어 오던 처방이다. 《금궤요략(金匱要略)》이 출전인 오래된 약으로 폐옹(肺癰), 곧 화농성 폐질환에 사용된 약이다. Liu S 그룹은 COPD의 급성악화에 대해 986증례, 총 15건의 RCT를 분석하여 위경탕이 FEV1, PaO_2, $PaCO_2$를 개선시키고, TNF-α와 IL-8을 유의하게 감소시켰다고 했다. Wang G 그룹의 논문은 보신익기탕(Bushen Yiqi (BY) granule)과 보신방천방(Bushen Fangchuan(BF) tablet)

이라는 두 가지 중성약을 placebo와 비교한 이중맹검 무작위배정 비교시험으로 VC, FEV1(%), FEV1/FVC(%)와 함께 SGRQ도 유의하게 개선했다고 보고했다. 때때로 중국에서 나온 보고를 읽다보면 드는 의문인데, 보신익기탕은 엑기스제이고, 보신방천방은 정제이다. 어떻게 placebo를 만든 것일까?

폐(肺)와 신(腎)

자 이렇게 논문을 읽다보니 도대체 왜 폐질환인 COPD를 치료하는 방제에 보신약(補腎藥)이 선택되어 있는 것일까 궁금하지 않나? 오장에 대한 설명을 처음 듣는 분이라면 이미 어떤 내용인지 잊은 분들도 많을 것 같다. 폐는 기와 진액의 선산숙강(宣散肅降)을 담당하는 장기이며, 신은 생명에너지의 근본인 원기를 저장하는 장기이다. 사실 오장론에서는 이 두 장기는 서로 상생관계이며, 폐를 보할 때는 우선 신을 보하고, 신을 보하려거든 폐를 보해야 하는 것이 치료 전략에 해당한다. 곧 최첨단 이중맹검 무작위배정 비교시험에도 그 창방의 힌트로 오장론이 들어가 있는 것이다. 이것이 중의학이 중의학인 이유이다.

자, 그럼 COPD traditional Japanese medicine으로 PubMed 검색을 해볼까? 답은 제로일 것이라고 생각했는데, 앞서처럼 위경탕 논문이 나왔다. 중국에서 나온 논문인데, 키워드에 traditional Japanese medicine이 들어 있었던 것이었다. 확실히 위경탕은 중국보다 일본에서 널리 임상에서 응용되고 있다. 이것을 의리라고 해야할까? 아니면 성실한 것이라 해야 할까?

뭐, PubMed 검색 결과에 대해서는 독자들도 이제 놀라지 않을 듯하다. 대부분 이와 비슷하다. 이런 배경 하에서 COPD에 일본한방 임상에서 보중익기탕(인삼 · 백출 · 황기 · 당귀 · 시호 · 진피 · 대조 · 생강 · 감초 · 승마)이 자주 사용되고 있다. 이 내용은 상기 PubMed 검색에서는 나오지 않지만, 소규모 RCT가 두 가지 있으며, 전 저작인《고령자 한방진료》(마루젠출판)에서도 언급했지만, COPD 환자를 대상으로 염증지표,

영양 상태를 본 무작위배정 비교시험이 2가지 있었다[J Am Geriatr Soc. 2007;55(2):313-4.] [J Am Geriatr Soc. 2009;57(1):169-70.]. 이 방제가 의도하는 것은 위장 소화흡수기능을 강화하여 영양 상태를 개선하고 동시에 면역력을 회복시켜 만성염증 치유를 촉진하고자 하는 것이다. 따라서 COPD뿐 아니라 위장이 허약하며 면역력이 저하되어 염증성질환이나 감염증이 치유되지 않고 장기화될 때에도 사용할 수 있다. 고령자에게 종종 볼 수 있는 병태로 반복되는 발열을 보이는 감염증이 의심될 때, 배경에 영양불량, 면역력 저하가 있음이 상정될 경우, 이 방제를 사용한다. 이러한 효능 효과를 가진 약제는 서양의학에는 존재하지 않는다. 금(金)의 이동원이 만든 명방이며 중국 전통의학 역사에 빛나는 존재로 별명을 의왕탕(醫王湯)이라 붙이기도 했다.

가래가 많은 COPD

가래가 많으면 이진탕(반하 · 복령 · 진피 · 생강 · 감초)을 병용해도 좋다.

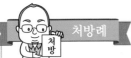

처방례

코타로 보중익기탕 2포 아침저녁 식후, 가래가 많을 때는 쯔무라 이진탕을 아침저녁으로 병용.

간질성폐렴(間質性肺炎)

Pubmed

간질성폐렴이라고 하면 일본에서는 '한방약에 의해 발생한 유해사고'가 대표적으로 떠오르는데, 중국에서도 간질성폐렴에 대한 질 높은 중성약 근거는 나와 있지 않다. PubMed에서 interstitial pneumonitis traditional Chinese medicine이라 검색하면 51건을 볼 수 있으나, 모두 실제 내용은 그다지 관계가 없는 것이며, 기초데이터나 황금에 의한 간질성폐렴 유해사고 보고이다. Intertitial pneumonitis traditional Japanese medicine으로 검색하면 황금의 유해사고만 검색이 된다. 야마모토 이와오는 간질성폐렴에는 서양의학적 치료를 구사하면서 통도산(망초·당귀·지실·후박·진피·목통·홍화·소목·감초·대황)을 사용한다고 했다. 섬유화 기전의 본질이 혈어(血瘀)라고 본 것인데, 야마모토도 '(더 이상 손을 쓸 수 없어) 어쩔 수 없는 경우가 많다'고 덧붙였다. 한방의 효과를 그다지 기대하지 않는 편이 좋다고 본다.

기관지확장증(氣管支擴張症)

Bronchiectasis traditional Chinese medicine이라고 PubMed 검색을 해보면 9가지 문건뿐이다. RCT는 없다. 가장 많이 나오는 것은 이출탕으로 기관지확장증이 일어났다는 일본의 유해사고 보고뿐이니, 참 얄궂다[Respirol Case Rep. 2016;4(6):e00195.]. 중국 임상보고 중 눈에 띄는 것은 J Thorac Dis에 2013년 게재된 한 증례보고로 기관지확장증 증례에 엄밀한 중의변증을 하여 부자, 계지, 당귀, 창출 등 9가지 약재를 전탕약으로 사용하여 양호한 결과를 얻었다는 것이다. 이때 변증은 폐기허(肺氣虛)였다[J Throac Dis. 2013;5(3):E115-E117.].

요약하면 기관지확장증에 대해서는 '일단 이것!'이라고 할 만한 방법론은 통용되지 않고, 엄밀한 중의변증이 필요하다. 그래도 뭐라도 제시해 주었으면 싶은 분들은 오호탕과 이진탕을 합친 오호이진탕을 처방해보면 좋겠다. 오호탕(석고·행인·마황·상백피·감초)은 진해소염약, 이진탕(반하·복령·진피·생강·감초)은 간단히 말해 거담약이다. 대량 객담 배출이 있는 병태이면서, 우선 한방약을 써야만 하는 시기에는 이 세트를 쓰면 된다.

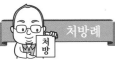

처방례

오호탕 3포, 이진탕 3포, 매 식후. 효과 판정에 시간이 조금 걸린다. 우선 2개월 정도 복용해보는 것이 좋다.

한방 진찰법

근거에 기반한 이야기는 이 정도로 하고, 이어서 저자의 일상 임상 이야기를 덧붙인다. 한방임상에서는 "이것은 천식이다, 이것은 COPD다, 간질성폐렴이다, 기관지확장증이다" 같은 내용은 사실 큰 관계는 없다. 호흡기계 증상이란 기침, 가래, 호흡곤란, 천명. 이것 밖에 없다. 한방의들은 이 4가지 증상이 어떻게 조합되어 있는 지만을 본다. 별도로 더 보는 것이 있다면, 그 증상이 신체 전체의 상태와 어떤 관련이 있는지 일 것이다. 오장육부는 모두 기침을 만들 수 있다고도 한다. 기침이라는 것은 기도반사에 의한 증상이지만, 기침의 원인은 다양하며, 전신의 이런저런 상황이 기침과 연결된다고 보는 것이다. 적어도 한방의라면 그렇게 생각하고 있다.

기침

기침약이라고 하면 일단 세 가지다. 맥문동탕, 마행감석탕, 삼소음이다.

맥문동탕(맥문동·반하·갱미·대조·인삼·감초)은 이름 그대로 맥문동이 주약으로 이것은 중추성 기침반사에는 하나도 작용이 없지만, 기도염증을 억눌러 기침의 근원을 끊는다. 반하가 그것을 돕는다. 감초에도 청열작용, 곧 항염증작용이 있기 때문에 보좌하는 역할을 하고 있음은 말할 것도 없다. 하지만 갱미·대조·인삼·감초 조합은 쌀, 대추, 조선인삼, 감초로

바꿔 말할 수 있는데, 위장약에 해당하며 그 사람의 식욕을 증진하고 체력을 정돈하는 의미가 있다. 항염증약이 둘, 자양강장약이 4가지 들어있는 것이 바로 맥문동탕이다. 격심한 기침은 체력을 소모시키기 때문에 이런 조합을 해둔 것이다. 기침을 멈추는 것과 체력을 지키는 것이 한 세트인 것이다. 맥문동탕의 출전은 《금궤요략》이며, 대역상기(大逆上氣)를 치료한다고 적혀있다. 대역상기란 격심한 기침이 밀려올라와 눈알이 빠져나올 것 같은 것을 말한다. 어쨌든 환자가 격심한 기침이 나서 참을 수 없다고 말하면 맥문동탕을 생각하면 된다.

하지만 요즘 사용되는 맥문동탕 엑기스제는 도무지 힘이 없다. 급성기관지염 등으로 특히 눈이 튀어나올 정도로 기침을 하는 사람에게 맥문동탕 엑기스제를 복용시켜도 좀처럼 효과가 나지 않는다. 이것은 역시나 최근 사용하는 엑기스제가 힘이 약하기 때문일 것이다. 원전인 《금궤요략》에서는 맥문동을 7승(升) 사용하고 있다. 한대(漢代)의 도량형을 기준으로 보면, 1승이 0.2L이기 때문에 《금궤요략》 맥문동탕에는 맥문동이 1.4L 들어있는 것이 된다. 사실 엄청난 양이다. 그것이 지금의 엑기스제에는 고작 10g 정도가 들어있다. 이걸로 본래의 효과가 나오더라도 신기한 일이다. 대역상기를 멈추기에는 뭔가 부족하다. 지금의 맥문동탕 엑기스제는 컥컥거리는 건조한 기침이 끊이지 않는 사람에게만 쓰인다. 약간 콜록거린다고 하는 사람에게 쓰일 정도이다. 감기 후, 기침이 남았을 때 사용하면 좋다고 하는 사람도 있다. 고작 그런 약이 되어버린 것이다.

그렇다면 대역상기하는 사람은 어떻게 해야 할까? 눈이 튀어나올 정도로 기침을 하는 사람에게 맥문동탕은 효과를 보이지 않기 때문에 역시 마황의 힘을 빌릴 수밖에 없다. 마행감석탕 또는 여기에 상백피를 추가한 오호탕을 써야한다. 이 두 처방은 대략적으로 그렇게 크게 다르지 않기 때문에 어느 쪽이든 좋다. 마황과 행인은 중추성으로 기침반사에 작용하여 진해작용이 있다. 감초, 석고는 항염증작용이 있다. 상백피도 진해다. 쓸데없는 것은 일절 들어있지 않다. 하지만 현대 엑기스제는 역시 힘이 약하기 때문에 실제 임상에서는 마행감석탕과 맥문동탕을 합쳐 1일 4회 복용하게

끔 한다. 그렇다고는 해도 '대역상기를 한 번에 멈추게'하기는 어려운 것이 엑기스제 한방이다. 맥문동탕을 합쳐놓는 것은 약한 진해작용을 기대하는 것뿐 아니라, '인두 건조감을 완화시키기' 위함도 있다. 맥문동이나 갱미에는 보음(補陰) 작용이 있어, 진액이 건조해진 것을 윤택하게 하는 작용이 있다. 뭐, 요즘은 대역상기하는 사람에게 대개 코데인을 사용하는 것 같다. 하지만 코데인 중독이라도 되면 곤란하기 때문에 이런 약을 보조적으로 사용하여 코데인 복용량을 줄여보면 좋겠다.

삼소음도 잘 든다. 반하 · 복령 · 갈근 · 전호 · 길경 · 진피 · 인삼 · 생강 · 대조 · 목향 · 소엽 · 지실 · 감초. 기침을 멈추는 약은 반하, 전호 정도뿐이지만, 갈근, 길경, 소엽, 감초 같은 부작용은 없고, 약한 소염진통약(청열약)이 여러개 들어있다. 진피 · 인삼 · 생강 · 대조 · 목향 · 소엽 · 지실 · 감초의 조합은 위장약도 되며, 자양강장약이기도 하다. 갈근과 소엽은 해표(解表)라고 하여 감기가 시작될 때도 사용하는 약이기 때문에 이것은 감기 초기부터 인후부가 까끌까끌하며(길경이 들어 있음) 기침이 나올 때까지 폭넓게 사용할 수 있다. 사실 이 방제는 OTC로도 나와있다. 《화제국방(和劑局方)》이 출전이기 때문에 송(960년부터 1279년까지 중국을 지배한 왕조. 원에 의해 무너졌다) 정부가 민중에게 폭넓게 사용될 수 있도록 공립약국에서 싸게 팔았던 것이다. 의사가 처방했던 것이 아니다. 민중들이 가볍게 약을 구할 수 있도록 송 정부가 설립한 약국에서 팔았던 것이다. 곧 지금의 OTC이다. OTC이기 때문에 마황같이 위험한 약재는 사용하지 않았고, 안전한 약재로 어려운 변증 같은 것은 알지 못해도 사용할 수 있게끔 한 것이어서, 감기 초기부터 기관지염에까지 폭넓게 사용할 수 있는 '종합감기약'이다. 중대해진 경우에는 효과가 나지 않는데, 일난 약국에서 약을 사서 나을 수 있을 것 같은 시기에 쓰는 시판약이다. 실제로 잘 듣는 감기약이라 해도 좋겠다.

가래

가래가 심하면 오호이진탕을 쓴다. 오호이진탕은 이미 설명했다. 엑기스제로 쓰려면 쯔무라 오호탕과 이진탕을 같이 쓴다. 하지만 가래에도 점액성 가래와 감염성인 황색농성가래가 있다. 황색농성가래가 나오는 것은 물론 하기도 감염이다. 여기에는 청폐탕을 쓴다. 감염증은 감염증 장에서 다루겠지만, 만성 호흡기질환은 종종 급성 전화되며, 만성 기도감염을 동반한 경우도 많다. 요즘 급성 폐렴에 한방약을 사용하고 있을 한가한 사람은 그다지 없을지 모른다. 오히려 만성 폐질환으로 기침, 가래, 천명이 끊이지 않고, 호흡부전이 심한 사람이 문제가 된다. 이런 경우가 아직 서양의학으로도 해결이 잘 안 된다. 그래서 여기서 서술해두려 한다.

청폐탕(복령 · 당귀 · 맥문동 · 황금 · 길경 · 진피 · 패모 · 상백피 · 치자 · 천문동 · 행인 · 죽여 · 대조 · 오미자 · 건생강 · 감초)은 자잘하게 여러 약재가 조금씩 들어있는 방제이다. 이런 처방은 대개 역사가 길지 않다. 맥문동, 패모, 상백피, 천문동, 행인, 오미자가 거담지해, 죽여, 복령은 거담이다. 황금, 길경, 치자는 청열(항염증)작용이 있다. 황금에는 항균작용도 있다. 감초에는 청열작용도 있으나, 당귀, 대조, 감초는 체력을 조정하기 위해 쓰인 면도 있다. 내 학위논문에 따르면, xanthine oxidase 생산을 억제하여 활성산소를 억눌러, 쓸데없는 염증이 확산되는 것을 막는다[Phytomedicine. 1999;6(2):95-101.]. Mantani N 그룹은 청폐탕이 만성 기도감염이 반복되는 고령자들에서 염증지표를 억제한다는 것을 보고했다[Phytomedicine. 2002;9(3):195-201.]. 여담이지만, 이렇게 이야기하면 죽임을 당한 마우스가 분노할지도 모르겠지만, 나는 상기 연구를 하는 동안 수백필의 마우스를 죽였다. 그들을 성불시키기 위해서라도 꼭 임상에서 많이 사용되길 바란다.

자음강화탕(출 · 당귀 · 작약 · 지황 · 맥문동 · 천문동 · 진피 · 지모 ·

황백·감초)은 폐신음허(肺腎陰虛), 화왕(火旺)에 따른 마른기침, 적은가래, 도한, 조열(潮熱) 등을 치료한다. 음허란 진액이 부족해진 상태이다. 건조하다는 말이다. 만성 폐질환은 그렁거리는 가래가 많은 경우와 가래가 좀처럼 나오지 않고, 몸이 마르며, 건조한 마른기침과 호흡곤란을 보이는 타입이 있다. 폐신음허 화왕은 후자이다. 더 과거에는 맥문동탕으로 대응했으나, 중의학의 발달에 따라 이런 방제가 생기게 된 것이다. 오장 중, 폐와 신의 관계에 주목하여 만들어진 것인데, 그 이야기를 하게 되면 복잡해진다. 대략적으로 '신은 생명의 근원인 원기를 축적하는데, 폐로 호흡을 할 수 없게 되면, 생명도 유지할 수 없게 된다'고 이해하면 좋겠다. 어쨌든 폐와 신이란 상호 도움을 주고받는 관계인 것이다. 하여간 자음강화탕은 만성 호흡부전이면서 마르고 인두가 거칠하고 가래가 적은 경우에 사용한다. COPD로 몸이 말라가는 사람이 딱 여기에 해당한다. 맥문동탕과 같이 써도 좋다. 그렇게 하면 중의학의 폐와 신, 비 3가지 관련 깊은 장기를 동시에 치료할 수 있어 구색이 좋아진다.

그런데 중의학의 비장(脾臟)은 소화흡수 기능이라고 했다. 왜 폐와 비장이 관련된 것일까? COPD에서는 야윔이 위험인자가 된다. 진행된 COPD 환자는 대갠 야위며, 그것이 수명에 관계된다고 알려져 있다. 곧 폐질환이 진행하면 소화흡수 기능에 장애가 생긴다는 것이다. 정말로 폐와 비는 관계가 깊은 것이다.

죽여온담탕(반하·맥문동·시호·죽여·복령·길경·지실·진피·향부자·생강·황련·인삼·감초). 만성 폐질환이면서 미열이 이어지고 가래가 항상 인후부에 걸려 짜증내는 경우이다. 가래가 가득 솟아오르는 경우가 아니라 딱 인후부에 걸려 있는 타입이다. 소시호탕과 비슷한 조성도 있으면서, 황련해독탕의 방의도 포함되어 있다. 청열하면서 간의 소설 기능도 좋게 한다. 곧 자율신경계와 정동 조절도 하고 있는 것이다.

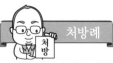

자음강화탕과 죽여온담탕은 완치를 목표로 하는 것이 아니다. 낫지 않는 만성 폐질환의 증상을 완화하는 것이 목적이기 때문에 계속 복용하게 한다. 아침저녁 2회. 말기가 되어 호흡곤란이 심해지면 그때까지 복용해왔던 방제에 부자 가루 1g을 아침저녁 2회로 추가한다.

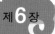
신경질환

신경질환이라고는 하지만, 신경내과에 맡겨야만 할 희귀질환은 다루지 않는다. 명확히 하자면 파킨슨병, 치매, 뇌혈관장애에만 한정하여 이야기 하려 한다. 또한 질환은 아니지만 두통에 대해 다루겠다.

먼저 이전과 같이 PubMed 검색을 해봤다.

파킨슨병

Parkinson's disease traditional Chinese medicine으로 검색하면 322건이 나온다. 왜인지 모르겠지만 지카바이러스 이야기가 많고, 중의학 자료가 너무 많아 골라내기가 힘들다. RCT를 찾아보니 1건도 나오지 않는다. 오히려 Parkinson's disease traditional Japanese medicine을 검색하니 총 15건이 검색되며, 임상 이야기가 많다. 주로 억간산과 육군자탕 이야기이다. 어째서인지, 중의학이나 한의학 이야기도 어디에도 검색이 되질 않았다.

양혈청뇌과립(養血淸腦顆粒; Yang-Xue-Qing-Nao granules: YXQN) 은 비교적 수많은 페이퍼가 나온 중성약이다. Pan W 그룹은 파킨슨병에 RCT를 시행하여, YXQN이 파킨슨병의 불면을 개선시킨다는 보고를 했다[Chin Med. 2013;8:14.].

Parkinson's disease traditional Japanese medicine에서 억간산의 BPSD 개선 효과가 여기저기 검색된 것은 PD with dementia에 따른 BPSD에도 억간산이 사용되기 때문인 것 같다.

파킨슨병은 자율신경실조를 동반하며, 소화기증상을 일으킨다는 것이 잘 알려져 있다. 이것을 육군자탕으로 개선한다는 cross over trial이 일본에서 나왔다. 식욕, Gastrointestinal Symptom Rating Scale, Self-Rating Depression Scale의 개선도 확인할 수 있었다[Curr Ther Res Clin Exp. 2017;87:1-8.].

파킨슨병에는 아무래도 한방약보다 침이 유효할 가능성이 높아 보인다. PubMed에서 acupuncture Parkinson's disease를 검색해보니 207건이 검색된다. 최근 발표된 meta-analysis를 살펴봤다. Noh. H. 그룹은 2,625례를 포함한 42건의 RCT를 검토하여 통상치료군과 통상치료에 침치료를 추가한 군에서 total Unified PD Rating Scale (UPDRS), UPDRS I, UPDRS II, UPDRS III와 Webster scale을 비교하여 침치료 추가군이 UPDRS, UPDRS I, UPDRS II에서 유의한 개선을 보였으나, UPDRS III와 Webster scale에서는 유의한 차이는 없었다고 보고했다[Complement Ther Med. 2017;34:86-103.].

통상적인 치료로 조절이 불충분한 파킨슨병은 꼭 침구치료를 받도록 소개하는 것이 좋겠다.

안마가 파킨슨병 환자의 보행속도나 견관절 가동역을 개선시킨다는 case reports가 있다. 독자들도 경험해 보았겠지만 사실 안마는 실력 편차가 큰 편이다. 좋은 안마사가 있다면 소개해 봐도 좋을지 모르겠다 [J Altern Complement Med. 2012;18(3):294-9.]. [J Bodyw Mov Ther. 2016;20(2):364-72.].

치매

치매의 한방진료에 대해서는 이미 전저 《고령자 한방진료》에서 상세히 서술하였으므로 그 책을 참조해 주길 바란다. 귀찮게 또 사기는 싫다는 독자분들을 위해 내용을 요약하면, 우선 '치매(痴呆)'라는 단어는 장경악(張景岳)이 1624년 저술한 명대 의학서 《경악전서(景岳全書)》에서 처음 나온다. 그 후 청대가 되어 왕청임(王淸任)의 저서《의림개착(醫林改錯)》(1830년)에 이르러서는 '소아에서 기억장애가 있는 것은 뇌가 미발달했기 때문이며, 노년기에 생기는 것은 뇌가 공허(空虛)하기 때문이다' '뇌기능이 쇠약해져 뇌가 축소되고 뇌기허(腦氣虛)가 생긴다 (중략) 고차 기능이 손상되는 것뿐 아니라 결국 죽음에 이른다'라고 하여 거의 현대의 치매에 대한 이해에 육박하는 수준을 보이고 있다. 곧 dementia를 세계에서 처음 과학적으로 서술한 것은 19세기 왕청임인 것이다.

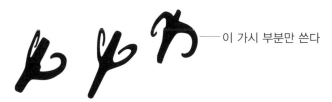

자! 먼저 치매의 중핵증상을 살펴보자. 중핵증상과 관련된 인지, 판단, 기억을 개선시킨다는 근거를 가진 방제로는 조등산, 팔미지황환, 가미온담탕, 복지산(復智散)이 있다. 이 중 가미온담탕은 구성약물 중 하나인 원지의 성분이 신경세포에서 cholineacetyltransferase, 곧 아세틸콜린 합성효소의 생산을 증가시킨다는 것이 이미 알려져 있으며, 근래 기억력개선을 노린 원지추출물이 각 회사에서 OTC로 발매되고 있다.

조구등(그림 5)이라는 약재에는 알츠하이머병의 원인물질로 알려진 뇌내 아밀로이드β 응집을 억제하며, 치매모델 마우스에서 인지기능을 개선시키는 작용이 있고, 동종 식물인 캣츠클로는 미국에서 '치매치료효과'에 대해 허가를 얻었다. 또한, 목단피를 복용한 Amyloid Precursor Protein transgenic mouse는 인지기능이 개선되고, 뇌내 amyloid plaque 침착이 감소하는 것도 확인된 바 있다. 이에 대한 임상적 검토는 아직 진행되지 못했으나, 목단피는 앞서도 언급한 팔미지황환의 구성약물이기도 하다.

이 가시 부분만 쓴다

그림 5 조구등

치매의 행동심리증상(behavioral and psychological symptom of dementia: BPSD)은 치매 중기에 나타난다. 쉬이 분노, 흥분, 환각, 망상, 배회, 주야역전, 간호저항, 폭언, 폭행 등을 아우른다. 여기에 억간산이 유효하다는 것을 처음 보고한 것은 하라 케이지로이나, 일본동양의학잡지에 게재된 그 논문은 검색이 잘 되지 않는 상태로 여러 사람들의 기억 속에서 사라져갔다. 그것을 영문 RCT 형태로 재발견한 것은 저자였다[J Clin Psychiatry. 2005;66(2):248-52.].

그 전말은 전저 《고령자 한방진료》에 상세히 기록해 두었으므로 생략한다. 저자가 속한 연구그룹의 연구에서는 알츠하이머병, 뇌혈관성치매, 루이소체치매를 모두 섞어 '치매 BPSD'로 검토를 진행했으나, 그 후, 알츠하이머병(Furukawa K의 논문[Geriatr Gerontol Int. 2017;17(2):211-8.].), 뇌혈관성치매(Nagata K 그룹의 논문[Phytomedicine. 2012;19(6):524-8.].), 루이소체병(Iwasaki K 그룹의 논문[Psychogeriatrics. 2012;12(4):235-41.].) 각각으로 나누어 연구결과가 나왔고, 그것을 종합한 meta-analysis도 진행되었다[J Psychopharmacol. 2017;31(2):169-83.].

AD 만의 연구에서는 BPSD 전체에서 유의한 차이는 없었지만, agitation/aggression과 hallucination이 개선되었다. 뇌혈관성 치매와 루이소체병에서는 유의한 개선을 보였다. 전체를 종합한 meta-analysis에서도 유의한 차이가 나타났다.

AD 만의 연구에서 유의한 차이가 있었던 것은 agitation/aggression과 hallucination이었던 것처럼 억간산은 BPSD 중에서도 이른바 양성 증상에만 효과를 보일 뿐, 음성 증상에는 효과가 없다. 그것을 잘 모르고 무조건 AD에 억간산을 쭉 처방하여 음식도 먹지 못하게 되고 탈수로 응급실에 실려 가게 되는 경우도 있다. 음성 증상에 억간산을 처방해서는 안 된다. 음성 증상에는 앞서 소개한 인삼양영탕을 처방하면 좋다. 또한 감초를 함유하고 있으므로 4, 5%의 비율로 저칼륨혈증이 일어난다. 따라서 장기 복용시 혈중 칼륨수치 측정을 게을리 해서는 안 된다. 그 외 그다지 눈에 띄는 유해사고는 없다.

뇌혈관장애

뇌혈관장애에 대해 세계에서 가장 풍부한 근거를 갖춘 전통의약품은 Neuroaid, 곧 단기편탄교낭(丹芪偏癱膠囊; Danqi Piantang Jiaonang capsule, 황기, 단삼, 목단피, 천궁, 당귀, 홍화, 도인, 원지, 석창포, 수질, 자충, 우황, 전갈, 영양각)이다. 605명의 이중맹검 무작위배정 비교시험에서 Comprehensive Function Score component of the Diagnostic Therapeutic Effects of Apoplexy Scale이 유의하게 개선되었다는 데이터[Stroke. 2009 Mar; 40(3):859-63.]가 있으나, 1,100명을 대상으로 한 이중맹검 무작위배정 비교시험에서는 modified Rankin Scale 상 유의한 차이를 보이지 않았다[Stroke. 2009 Mar;40(3):859-63.]. 메타분석 결과는 미묘하다. 2013년 발표된 메타분석에서는 6개 연구를 토대로 Neuroaid가 대조군에 비해 유의하게 뇌졸중 후 ADL 자립을 높여준다는 결론을 냈으나[Cerebrovasc Dis. 2013;35 Suppl. 1:8-17.], 2016년에 다른 그룹이 시행한 메타분석에서는 5개 RCT를 토대로 Neuroaid의 대조군 대비 효과의 pooled RR은 1.64(95% CI=1.05-2.57, p=0.031)이었지만 heterogeneity가 커서 placebo를 대상으로 한 새로운 임상시험을 추가하자 그 효과가 감약되었다[Brain Inj. 2016;30(3):267-70.]. Google에서는 Neuroaid라고 검색하면 영어 판매사이트를 찾아볼 수 있다.

뇌혈관장애 후유증에 침이 유효하다는 것에 대해서는 방대한 근거가 있다. Cerebrovascular disease acupuncture로 PubMed 검색을 하면 1,100건이 검색된다. Meta-analysis 만 42개이다. 그중에서도 최신 GRADE 시스템을 도입한 논문을 소개하면, Xin Z 그룹은 GRADE 시스템을 통해 뇌졸중 후 재활에 대한 침의 효과를 살펴 본 체계적문헌고찰을 AMSTAR(a measurement tool to assess systematic reviews)와

OQAQ(Oxman and Guyatt's overview quality assessment questionnaire)로 평가하여 AMSTAR score ≥ 9 또는 OQAQ score ≥ 7에 해당하는 질 좋은 체계적문헌고찰 만으로 Quality of Evidence를 평가했다. 그 결과 침은 뇌졸중 재활에 유효성을 보였다(neurological function improvement: RR=1.34; swallowing improvement: RR=1.61, 1.49, 1.07; disablitiy: SMD=0.49 or 0.07). 유해사고에 관한 정보는 부족하며, 전체적으로는 weak recommendations였다[Sci Rep. 2015;5:16582.].

일본 의사들은 침구에 대한 이해가 부족하다. 또한 제도 상 의료와 침구 치료와의 연계가 매우 불충분하다. 하지만 이러한 근거를 보면, 뇌졸중 재활에는 조금 더 침구가 적극적으로 도입되어야 한다고 생각된다.

두통(頭痛)

PubMed에서 headache traditional Chinese medicine이라고 넣으면 231건이 검색되나, 키워드로 RCT를 추가하면 거의 다 사라져버린다. Trials에 따르면, 근긴장성 두통에 대한 침치료 장기효과를 본 RCT가 2017년 시작되었다[Trials. 2017;18(1):453.].

Headache traditional Japanese medicine에서는 1 케이스 증례보고 이외에 두통에 대한 보고는 찾기 어렵다.

이상과 같은 상황에서 저자가 습관성 두통에 사용하여 종종 아주 좋은 효과를 보는 것은 오수유탕과 황련해독탕이다. 이것은 한방적으로 정반대 두통에 쓰인다. 오수유탕(대조·생강·오수유·인삼)은 냉증성 두통, 황련해독탕은 짜증내면서 안면이 달아오르는 사람의 두통에 쓰인다. 상열하한(上熱下寒), 곧 머리로는 열이 달아오르며 다리는 찬 사람은 가미소요산(당귀·작약·시호·창출·복령·감초·목단피·치자·박하·생강)을 쓴다. 그 외 비오기 전 두통에는 오령산이라고 예로부터 전해 내려온다. 월경곤란증이나 월경전증후군 등에 동반된 두통에는 여신산(당귀·천궁 · 계지 · 백출 · 황금 · 향부자 · 빈랑 · 목향 · 황련 · 인삼 · 감초 · 대황 · 정자)을 자주 사용한다. 중의학적 설명은 오수유탕은 간한(肝寒)에, 황련해독탕은 심열(心熱)에, 가미소요산은 혈어간울(血瘀肝鬱)에, 여신산은 기체혈어(氣滯血瘀)에 각각 사용한다. 만성 비염이나, 만성 부비동염, 중이염 등 국소에 명확한 염증이 있어 두통이 있을 때는 쯔무라 갈근탕가천궁신이에 코타로 길경석고를 추가해도 좋다. 이러한 처방방식은 사실 야마모토 이와오류로, 방제 구성약물에 기반을 하여 두통 치료와 원인에 맞춘 염증 치료를 동시에 시행하는 것인데, 이론적으로도 구색이 맞다.

이외 여담이지만, 이전에 저자는 Hungtington 무도병에 억간산을 시도해본 적이 있다. 4례의 환자를 2례씩 나누어 교대로 억간산 on-off 시기를 설정하여 무도운동을 평가한 결과, 억간산을 복용하면 무도운동이 억제되었다[Mov Disord. 2009;24(3):353-5.].

아무래도 희귀질환이다 보니, 이 연구는 그 이상 진행되지 못했다. 일반 내과에서 이 질환을 볼 일은 거의 없을 것 같다. 어디까지나 여담이었다.

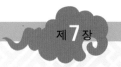

제 7 장

알레르기질환

꽃가루알레르기

일반내과에서 다룰 알레르기질환이라 하면, 꽃가루알레르기나 천식, 아토피피부염이 있겠다. 하지만 꽃가루알레르기에 대해서는 내가 일가를 이루었다. '점비 스테로이드를 사용하면 편해진다.' 나 자신이 삼나무 꽃가루알레르기로 젊은 시절 열심히 소청룡탕이나 마황부자세신탕을 항알레르기제로써 활용했지만, 좀처럼 나아지지 않았다. 어느 시점에 점비 스테로이드를 만나게 되었고, 그때까지의 고생이 모두 사라져 버렸다. 꽃가루알레르기인 사람은 꽃가루가 날릴 시기에만 점비 스테로이드제를 사용하면 된다. 그 이상의 치료는 필요 없다. 따라서 나는 꽃가루알레르기에는 한방약을 사용하지 않는다. 천식에 대해서는 이미 서술했다. 그래서 이번 장에서는 오로지 아토피피부염만 다루겠다.

아토피피부염

근데 아토피피부염은 피부과질환 아닌가? 뭐 그렇지만 피부과 선생님들은(그것도 사람 나름이겠지만), 그다지 열심히 아토피피부염을 치료하지 않는다. 스테로이드 사용법 지도가 굉장히 번잡스러운데 반해 지도료가 터무니없이 싸기 때문이다. 그렇다보니 피부과에서 좋아지지 못한 아토피환자가 세상에 널려있고, 이른바 아토피비지니스가 성립되게 되는 것이다. 그중 대부분은 어떤 근거도 없이, 환자에게 뭔가를 먹게만 하고 있다. 한방은 잘 사용하면 어느 정도 아토피피부염을 조절할 수 있으므로 환자를 그런 잘못된 길에서 구해낼 수 있다.

다만 '스테로이드를 사용하고 싶지 않다'며 내원하는 아토피환자는 주의가 필요하다. 스테로이드를 사용하지 않고 아토피를 조절할 수는 없다. 뭐 가벼운 정도라면 어떻게든 되겠으나, 중등도 이상인 경우는 그렇지 않다. 제대로 스테로이드를 사용해가면서 그런데도 잘 조절되지 않을 때 한방약을 사용하는 병용요법밖에 없다. 제대로 스테로이드를 사용할 수 있게 하기 위해 한방약을 사용하는 것이다. 환자에게는 그 점을 잘 설명하여 납득시켜야만 한다. 그것을 거부하는 환자는 치료를 중단하는 편이 낫다. 그런 사람들은 유감스럽지만 구해내기 어렵다.

또 하나, 지금까지 중의학이 일본한방보다 진보되어 있다는 점을 재차 삼차 강조했지만, 아토피피부염에 관해서는 일본인 의사가 중성약에 관심을 가지는 것을 그만두는 것이 낫다. 왜냐하면 중국에서도 아토피피부염에 대해서는 스테로이드와 중약의 병용이 기본으로 되어 있기 때문이다. 사실 이런 것은 당연한 것으로, 중성약에 스테로이드가 조합되어 있는 경우가 많다. 중성약이기 때문에 한약제제일 것이라고 생각했는데, 프레드니솔론이 들어있기도 하다. 원래 양쪽 치료를 병용하기 때문에 합제로 만들어도 좋지 않을까라는 발상에서 만들어진 약인 것이다. 하지만 그런 약은 그런 약을 사용해본 경험이 없으면 사용할 수 없다. 따라서 환자가 중국이나 홍콩에 가서 사온 중성약을 복용하려 하는 것은 그만두게 하는 것이 좋다.

 이런 이유에서 여기서는 결과가 부족할 것이라 생각하면서도 일본의 근거만 검색해보았다. atopic dermatitis traditional Japanese medicine으로 PubMed 검색을 하면 9건이 검색되는데, 임상은 2건뿐이다. Kobayashi H 그룹은 95례를 치료하여 아주 유효가 20%, 중등도 개선이 35%였다고 보고했나. 수증치료(隨證治療)였기 때문에 한방약은 다양하게 사용했으며, 한방적 식양생에 기초한 식사지도도 병용했다[Drugs Exp Clin Res. 2004;30(5-6):197-202.].

같은 Kobayashi H 그룹의 또 다른 논문[Evid Based Complement

Alternat Med. 2010;7(3):367-73.]은 잘 봐둘 필요가 있다. 이것은 free article이므로 무료로 전문을 읽을 수 있다. 그들은 아토피피부염 환자를 통상치료군과 보중익기탕 추가군으로 무작위 배정했다. 91명이 참가하여 77명이 24주간 관찰기간을 모두 마쳤다. 관찰항목은 skin severity scores, 기간 중 스테로이드와 타크롤리무스의 총량, 아주 유효례(관찰종료시 skin severity score가 0)의 비율, 악화율(스테로이드나 타클로리무스 사용량이 시작 시보다 50% 이상 증가한 경우)이었다. 기간 중 스테로이드나 타크롤리무스 총량은 보중익기탕 병용군에서 유의하게 감소했다. Skin severity scores는 유의한 차이가 없었다. 아주 유효례는 보중익기탕군 19%, 통상 치료군 5%로 p=0.06이었다. 악화율은 보중익기탕군은 3%로 통상치료군 의 18%보다 유의하게 낮았다. 아토피피부염의 한방치료는 표치와 본치로 나누나, 이것은 본치가 이렇게 중요함을 보여준 논문이다.

자, 근거 소개는 여기까지 하기로 하고, 그렇다면 아토피피부염 한방치 료에 대해 그 대강을 설명하겠다. 앞서도 서술한 것처럼 아토피피부염 한 방치료는 표치와 본치로 나뉜다. 표치란 '표면에 드러난 증상에 기초한 치 료'이며, 피부 상황을 보아 판단해간다. 본치는 그 사람의 체질이 어떻게 되는지에 따라 그것이 피부염에 어떤 영향을 주는지를 보아 시행하는 치 료이다. 이 두 방면을 조합하여 치료하는 것이 한방을 전문으로 하는 의사 이며, 표치는 스테로이드로 하고, 본치 만, 곧 체질개선만을 한방으로 하 는 방법도 있다. 아니 한방전문의도 그런 전략을 세우는 경우도 있다. 표 치는 피부과에 맡기고 한방은 본치에 전념하는 것이다. 하지만 여기서는 일단, 표치와 본치 양쪽 모두를 설명해두겠다.

아토피피부염 표치

한방적으로 아토피피부염을 진료할 때는 피부색과 두께, 건조도, 삼출 액 유무와 양에 주목해야 한다. 만져보아 피부가 단단한지, 두꺼운지, 얇 은지, 퉁퉁 부었는지도 확인한다. 이와 더불어 아토피피부염에는 혈어(血

瘀)와 습열(濕熱)이 기본 병태로 반드시 존재한다. 거기에 혈열(血熱), 혈허(血虛), 음허(陰虛)가 낀다. 이것들이 어떻게 얽혀 있는지를 앞서 언급한 피부의 성상을 통해 판단해가는 것이다.

　기본적으로 아토피피부염 병변부위의 피부는 검붉고, 짙은 적색을 띤다. 아토피피부염 병태의 본질이 혈어이기 때문이다. 만져보면 표면은 거칠하고 가루가 날리나, 눌러보면 퉁퉁하게 부어 손가락 자국이 난다. 피부 표면은 진액이 허한 음허 상태이지만, 피하에는 부종, 곧 중의학적으로 말하면 담음(痰飮)이 있는 것이다. 음허와 담음이 공존하는 상태이다. 거기에 여기저기 새빨간 염증이 섞여있으며, 긁다보니 출혈을 동반한다. 이것은 혈열이다. 이 혈열, 곧 염증도 항상 존재하는 병태이지만, 아토피피부염일 경우에는 열이 항상 혈어와 습(진액이 정체되어 병인이 되는 것)과 얽혀있다. 곧 혈열과 습열이라는 상태가 존재하는 것이다. 열은 시간과 장소에 따라 심해지는 상황과 그렇지 않은 상황 또는 심한 시기, 약한 시기가 있다. 혈열, 습열의 정도는 그 시시각각의 환경요인에 따라 변한다. 특별히 뭔가 스트레스 유발요인이 추가되거나, 기후 변화에 따라 변하게 된다. 곧 외적 돌발요인(풍사)이나 정신적 스트레스 요인(간울〈肝鬱〉) 등이 유발인자로서 관련되어 있다.

　이렇기 때문에 아토피피부염 표치의 본질은 혈어를 치료하는 활혈화어(活血化瘀)와 진액의 편재를 치료하는 이수(利水)이다. 거기에 혈열의 정도에 따라 청열(淸熱)을 추가해 간다. 풍사가 추가되면 거풍(祛風)하며, 간울이 있으면 간기를 풀어주어야 한다.

　풍사에 대해 한 마디 더. 여기서 말하는 풍사란 감기가 아니다. 감기에 걸렸다는 것이 아니다(역자 주: 일본어의 감기가 한자로 風邪라 적고 카제(かぜ)라 부르기 때문에 이렇게 언급하였다). 중의학에서는 마치 감기에 걸린 듯 갑자기 생기 증상이 급속하게 변하며 왔다 갔다 하는 병태를 풍(風), 그것을 일으키는 원인을 풍사라고 한다. 아토피의 붉은 피부는 '열(熱)'로 변증하나, 그 열의 상태는 시시각각 변한다. 특히 환경요인, 한란이나 습도에 따라 갑자기 변하는 것이다. 이렇게 돌연 변하는 것을 풍사에 영향을 받은 열, 풍열(風熱)이라고 한다. 이런 경우에는 열에 대한 치료(청

열)뿐 아니라, 풍을 진정시키는 치료, 곧 거풍(祛風)을 조합해 넣지 않으면 안 된다. 구체적인 설명은 곧 이야기할 형개연교탕 해설에서 이어하겠다.

그래서 기본이 되는 방제는 2가지이다. 온청음과 소풍산이다. 온청음(당귀 · 지황 · 작약 · 천궁 · 황련 · 황금 · 치자 · 황백)은 당귀, 지황, 작약, 천궁 곧 사물탕과 황련, 황금, 치자, 황백 곧 황련해독탕을 합방한 것이다. 사물탕에 활혈화어(活血化瘀), 황련해독탕에는 청열(淸熱)작용이 있으므로, 혈어와 혈열을 치료할 수 있다. 하지만 보통 이 처방 그 자체만을 사용하지 않고, 여기에 추가가감을 한 일관당(一貫堂) 형개연교탕, 시호청간탕, 용담사간탕을 쓴다.

형개연교탕(형개 · 연교 · 방풍 · 당귀 · 천궁 · 작약 · 시호 · 지실 · 황금 · 치자 · 백지 · 길경 · 감초)은 온청음에 형개, 연교, 방풍, 시호, 지실, 백지, 길경, 감초를 추가한 방제이다. 이 약재들을 추가하면 풍사를 제거하고 배농할 수 있게 된다. 따라서 아토피피부염에 환경요인이 추가되어 염증이 강화되어 화농되었을 때 이 방제를 활용할 수 있다.

시호청간탕(괄루근 · 지황 · 감초 · 길경 · 작약 · 천궁 · 당귀 · 박하엽 · 연교 · 우방자)은 온청음에 풍열(風熱)을 제거하고 해독배농(解毒排膿) 작용이 있는 시호, 우방자, 연교, 박하, 길경, 괄루근, 감초를 추가한 것으로 시호가 들어있어서 오장의 간(肝), 곧 정동과 자율신경계 중추를 안정화하는 작용이 있다. 따라서 스트레스 요인이 추가되어 혈열이 악화된 경우 이 방제를 쓴다.

용담사간탕은 온청음에 습열을 제거하는 용담초, 택사, 목통, 차전자와 거습(祛濕)하는 박하, 방풍, 연교를 추가한 것이다. 특히 하반신에 염증이 심할 때 사용한다. 그리고 여기서 이야기하는 용담사간탕은 엑기스제 중 코타로 제품으로 쯔무라 것은 아니다. 쯔무라 용담사간탕은 완전히 별도의 처방으로 급성요로감염약이다.

다만 엑기스제는 약하기 때문에 보통 2, 3배 용량으로 사용해야 한다. 그렇게 하면 보험적용을 받을 수 없다. 하지만 여기에 빠져나가는 방법이 있다. 상기 3가지는 서로 상보(相補)작용이 있다. 예를 들어 환경요인과 스트레스 요인은 종종 동시에 나타난다. 그래서 형개연교탕과 시호청간탕을 같이 사용해도 좋다. 그렇게 하면 기본이 되는 온청음 성분은 2배가 되며, 환경요인, 스트레스 요인 양쪽 모두에 대응할 수 있게 된다. 전신에 염증이 심할 때는 3가지 처방을 함께 복용해도 좋다. 염증이 심하면 혈열을 강력하게 치료해야만 한다. 따라서 온청음 성분이 3배가 되어도 문제가 되지 않는다.

아토피피부염 표치의 또 다른 대표 처방은 소풍산이다. 소풍산(석고 · 당귀 · 지황 · 창출 · 목통 · 방풍 · 우방자 · 지모 · 호마 · 감초 · 선퇴 · 고삼 · 형개)은 풍(風), 습(濕), 열(熱)이 깊숙이 기혈(氣血)과 얽혀 정기와 사정투쟁(염증)을 일으켜, 전신 피부병변을 만들었을 때 쓴다. 형개, 방풍, 우방자, 선퇴는 풍사를 제거하며, 창출, 고삼, 목통은 습열을 제거한다. 석고, 지모는 강력한 청열약이다. 지황, 당귀, 호마인은 보혈약으로 열사에 의해 혈이 손상된 것을 보한다. 본방은 두드러기 특효약인데, 아토피피부염에서는 갑자기 염증이 확 심해졌을 때 쓴다. 상기 온청음가감 세 처방 중 하나와 병용하는 경우가 많다.

아토피가 특히 두면부에 심한 경우가 있다. 그럴 때는 치두창일방(연교 · 창출 · 방풍 · 천궁 · 인동 · 홍화 · 형개 · 감초 · 대황)을 온청음과 병용한다. 이것은 구창(久瘡)을 치료하기 위해 하나오카 세이슈가 만든 방제이며, 전신에 사용해도 좋지만 특히 두경부의 소양, 발적, 화농, 삼출, 가피형성 등에 시용힌다. 경우에 따라 엑기스제는 약하기 때문에 온청음 또는 그 가감법과 함께 사용하지 않으면 효과가 나지 않기도 한다. 비슷한 처방으로 청상방풍탕(방풍 · 길경 · 연교 · 백지 · 천궁 · 황금 · 산치자 · 지실 · 감초 · 형개 · 박하 · 황련)도 있다. 이것은 딱 봐도 알 수 있듯 황련, 황금, 산치자, 조합인 황련해독탕 성분이 들어있어 청열작용이 강하다. 다만 치두창일방과 이 처방 중 어떤 처방이 더 좋을지는 딱 잘라 말하기 어렵기 때문에 증례마다 각 상황에 맞는 처방을 사용해보는 것이 좋다.

그다지 보기 힘든 케이스이지만, 피부를 눌러보았을 때 통통 부어오르지 않고, 피부가 얇고 거칠하며 가려움이 심할 때는 당귀음자(당귀 · 지황 · 작약 · 천궁 · 질려자 · 방풍 · 하수오 · 형개 · 황기 · 감초)를 쓴다. 혈허, 음허(진액의 허)가 심한 케이스이다.

이상이 표치이며, 아토피피부염 치료에는 또 본치라는 개념이 있다. 바로 체질개선에 해당하는 치료법이다.

아토피피부염 본치

아토피피부염 환자를 진료할 때는 오장 중 비허(脾虛)가 있는지, 신허(腎虛)가 있는지, 간울(肝鬱)이 있는지, 폐기허(肺氣虛)가 있는지를 잘 알아야 한다. 비, 신, 간, 폐에 대해서는 오장육부변증을 복습해보면 더 쉽게 알 수 있을 것이다. 음식물에 바로 영향을 받아 피진이 악화되는 것은 비허타입, 어릴 때부터 신체가 허약하여 계속 병원에 다니며 컸다고 한다면 신허. 스트레스가 있으면 바로 악화되는 것은 간울. 천식과 아토피가 합병된 것은 폐기허. 이런 체질을 방치해두고 표치만 열심히 하면 아토피는 낫지 않는다. 피부과 치료로 아토피가 좋아지지 않는 것은 이런 점과 관련이 있다.

비기허, 폐기허인 사람에게는 보중익기탕을 합방한다. 신허인 사람에게는 육미환이다. 간울인 사람은 억간산을 병용한다. 본장의 제일 처음에 써둔 보중익기탕 연구 데이터는 표치를 통상적인 피부과치료만으로 하더라도, 보중익기탕으로 본치를 함으로써 결과가 어느 정도 달라질 수 있음을 보여주었다. 다만 체질개선에는 단순히 한방약을 처방하는 것만으로는 부족하며, 식양생, 운동도 매우 중요하다. 하지만 어떤 식사요법이나 운동이 좋은지는 각각의 학설이 있어, 일정한 견해를 찾기 어렵다. PubMed에서 qigong(기공)이나 taichi(태극권)에 대해도 조사해 보았으나, 기대했던 만큼의 결과를 얻지는 못했다.

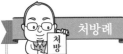

아토피피부염의 한방요법에는 대가들이 많아, 이미 출판된 서적도 많기 때문에 상세한 것은 그런 책들을 참조해주길 바란다. 어쨌든 이 질환에는 한방이 깊이 관여할 여지가 있다.

제8장

감염증

Infectious disease traditional Chinese medicine으로 PubMed 검색을 해보니 328건이 나왔다. 아무래도 다 보기에는 막막하여 RCT로 제한을 하니 7건이 나왔다. 하지만 약재 추출성분을 sepsis 환자에게 주사하는 것 같은 일본에서는 전혀 응용 불가능한 치료법이 검색되었다. 수많은 감염증에 대해 하나하나 이렇게 검색을 해가는 것은 아무래도 불가능할 것 같아 시범적으로 독감(인플루엔자)에 대해 검색을 해보았다.

독감(인플루엔자)

Influenza traditional Chinese medicine으로 검색을 해보니 260건이 나왔다. RCT도 키워드로 넣어보니 모두 사라져 버렸다. 하지만 260건을 자세히 살펴보니 RCT도 있었다. [J Tradit Chin Med. 2014;34(5):527-31.]에 따르면 7개의 RCT를 분석한 결과, 중의학치료는 타미플루와 비교하여 해열시간[WMD=5.66, 95% CI(-32.02, 43.35), P=0.77], 바이러스 소실율[WMD=-6.21, 95% CI(-84.19, 71.76), P=0.88] 측면에서 동등했다.

단독 RCT로는 마황, 백모근, 갈근, 계지, 행인, 건강, 감초로 구성된 안체위(安體威)라는 중성약에 대한 대규모 이중맹검 무작위배정 비교시험이 있었다[Respiratory medicine. 2010;104(9):1362-9.]. 225명의 A형 독감 확진 환자를 포함한 480명의 독감유사 증상을 보이는 환자를 대상으로 한 이중맹검 무작위배정 비교시험이었는데, 안체위는 해열시간에서 플라세보보다 17% 빨랐고, 관련 증상 점수에서는 50% 감소를 보였으며, 모두 통계적으로도 유의했다.

또한 일본에서도 Kubo T 그룹은 소아를 대상으로 마황탕 단독투여군 17명, 타미플루 탄독투여군 18명, 타미플루와 마황탕 병용군 14명으로 나누어, 발열일수를 비교하였다. 그 결과 마황탕 단독투여군과 병용군 모두 타미플루군보다 유의하게 해열이 빨랐다[Phytomedicine 2007;14(2-3):96-101.].

Nabeshima S 그룹은 성인을 대상으로 마황탕군(10명), 타미플루군(8명), 리렌자군(10명) 무작위배정 비교시험을 실시한 결과, 해열시간은 각각 29시간, 46시간, 27시간이었고, 마황탕은 타미플루보다 유의하게 빠르게 해열을 보였다. 바이러스 발현량과 IFN-alpha, IL-6, IL-8, IL-10 등 사이토카인 활성은 세 군에서 차이가 없었다[J Infect Chemother. 2012;18(4):534-43.].

노로바이러스에 관해서는 중의학, 일본한방 모두 PubMed에서 이렇다 할 정보가 없었다. 뭐 이 질환은 자연치유가 되기 때문에 그런 것 같다.

폐렴(肺炎)

Pneumonia traditional Chinese medicine RCT로 PubMed 검색을 해보니 4건이 나왔으나, 실제로 중의약이 폐렴에 듣는 지를 사람 대상으로 살펴본 것은 1편뿐이었다. 하지만 일단 폐렴에 걸리면 항생제로 치료할 수밖에 없으므로 한방에 기대하는 것은 오히려 예방적 측면이다. 치매 고령자의 폐렴을 예방할 수 있는지를 살펴본 meta-analysis가 있었다[Medicine (Baltimore). 2016;95(37):e4917.].

중국 공적의료보험 데이터를 후향적으로 조사한 연구에서 7년에 걸쳐 추적한 결과, 중의학적 치료를 받은 군은 폐렴 hazard ratio가 0.62(0.55-0.70)로 중의학치료는 치매 고령자의 폐렴발생을 유의하게 억제하였다.

일본에서는 저자가 속한 연구 그룹의 반하후박탕 데이터가 있다. 상세한 내용은 전저《고령자 한방진료》에서 서술했는데, 흡인성 폐렴 기왕력이 있는 고령환자에게 12개월간 전향적 무작위배정 비교시험을 실시한 결과, 반하후박탕은 유의하게 폐렴 발생을 감소시켰을 뿐 아니라, 자력경구섭취 유지에도 유효했고, 1년간 관찰기간 중 정맥주사 항생물질 사용량도 경감시켰다[J Am Geriatr Soc. 2007;55(12):2035-40.].

앞서 언급한 것처럼 무수히 많은 감염증에 대해 하나하나 근거를 찾아보는 것은 사실상 불가능하므로 근거를 찾는 것은 이 정도만 하려한다. 지금부터는 감염증에 대한 중의학적 견해, 사고방식을 소개하고 거기에 기반하여 이야기를 해가려 한다.

의학의 역사는 세계적으로도 무척 오래 전부터 감염증과의 전쟁이었다. 당연히 중국전통의학에도 독자적인 감염증학이 있다. 태고시대에는 감염증이라는 것도 자연환경의 변화로 일어나는 것이라고 생각했다. 한사(寒邪)라든가 열사(熱邪)라는 말도 춥거나 더워짐으로써 염증이 일어난다고 생각했던 시대의 명칭이 남아있는 것이다. 하지만 서서히 중의학에서도 감염증이라는 것이 풍한서습(風寒暑濕)에 의한 것이 아니라, 감염원이 신체로 침입해 들어옴으로써 일어난다는 것을 눈치채게 되었다. 이 학문을 온역론(溫疫論)이라고 하며, 중국 명대에 그 대략적인 모습이 갖추어지기 시작하여, 청대에 크게 발전했다. 17세기 오유성(吳有性)이 '여기(戾氣)'라는 개념을 내놓기 시작하면서 시작되었다.

오유성은 '여기'에 대해 '온역(溫疫)은 여기로 인해 일어난다. 여기는 풍(風), 한(寒), 서(暑), 습(濕) 등과는 별개인 물질이며, 약으로 치료할 수 있다. 여기는 주로 입과 코로 감염된다. 공기감염인 경우도 있고, 접촉감염인 경우도 있다. 여기에 감염되면, 발병 여부는 여기의 양과 강도, 그리고 생체 저항력 정도에 따라 결정된다. 온역에는 지역성, 계절성이 관찰된다. 여기는 다양한 종류가 있으며, 따라서 온역에도 다양성이 있다'고 총괄 설명했다. 이를 토대로 그는 온역치료는 객사(客邪), 곧 감염원 제거가 기본이라 하였다. 이 온역론은 나중에 청대에 이르러 온병학(溫病學)으로 크게 발전되게 된다.

육경변증(六經辨證)

자, 지금부터 서술할 것은 중의 감염증학의 기본이론이다.

감염성 염증질환은 상한(傷寒)과 온병(溫病)으로 나눠진다. 상한이란 오한을 동반하여 발생하는 감염성 염증질환을 말하며, 온병은 오열(惡熱)을 동반하여 발생하는 것이다. 원인으로 말하자면 상한은 한사(寒邪)에 의해 생기며, 온병은 열사(熱邪)로 인해 발생한다. 상한은 육경변증이라는 이론에 따라 변증론치하며, 온병은 위기영혈변증(衛氣營血辨證)을 따른다. 육경변증에 대해서는 전저 《고령자 한방진료》에서 이미 서술하였으나, 여기서는 감염증 한방진료의 기본이 되는 개념이기 때문에 전저를 읽지 않은 독자들을 위해서라도 한 번 더 설명하겠다. 이미 읽으셨던 분들은 넘어가도 좋다.

상한은 그 진행 과정에 따라 태양(太陽), 양명(陽明), 소양(少陽), 태음(太陰), 소음(少陰), 궐음(厥陰) 총 여섯 단계(육병위〈六病位〉)로 분류된다. 이것이 육경(六經)이다. 그 전체상을 파악하기 위해 그림 6의 체온그래프를 살펴보자. 염증성질환이 발생하여 체온이 쭉 올라가며, 오한과 통증이 생기는 초기가 태양이며, 그 대표적인 치료약은 마황탕, 계지탕, 갈근탕 등이다. 염증이 극심한 시기로 계류열(역자 주: 체온이 38~39℃이고, 하루 고저차가 1℃ 이내)이 지속되는 것이 양명이며, 변비가 있는 타입은 사하시키는 치료가 기본이 되며, 대승기탕, 소승기탕, 조위승기탕 등을 사용한다. 염증이 길어지며 치유되는 방향으로 가든지, 아니면 체력이 소모되며 염증이 약해지면서 열이 올랐다 내렸다하는 것이 소양인데, 소시호탕, 대시호탕 등이 이 단계의 치료약이다. 여기까지는 투병반응이 명확하여 염증소견 위주이다. 하지만 염증이 다시 더 장기화되면 오장(五臟) 기능에 손상

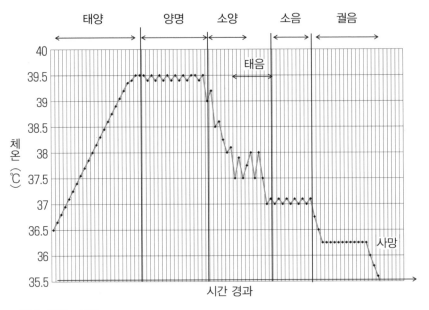

그림 6. 체온 그래프

이 생겨 기능장애가 정면으로 나타나게 된다. 주로 비위(脾胃; 소화흡수기능 전반) 손상이 눈에 띄는 것이 태음으로 인삼탕, 소건중탕 등을 쓴다. 순환동태에 이상이 생겨 쇼크 등이 생기는 것이 소음이며 진무탕, 사역탕 등을 적용한다. 모두 파괴되어 장기부전에 빠지는 것이 궐음이며 이때는 엑기스제 치료로는 어렵다. 염증성 질환이면서 상한일 경우에는 이 육경 중 어느 위치인지를 우선 파악해야만 한다. 개개 처방의 상세한 설명은 전저 《고령자 한방진료》 외의 서적을 참조하는 것이 좋겠다. 나는《드러누워 읽는 상한론 온열론(寝ころんで読む傷寒論·溫熱論)》(이리에 요시후미 저, 중외의학사)을 추천한다. 다만, 이 책을 정말 드러누워 읽는 사람은 상당한 한방 달인일 것이다.

육경변증은 《상한론(傷寒論)》이라는 서적에 상세히 나와 있다. 《상한론》은 후한 말기 경 초판이 나오기 시작하여 몇 차례 유실과 재편집을 받아오다가 송대에 그 형태가 정비되었고, 명대에 이르러 지금에까지 전달되는 판본이 완성되었다. 상한을 논하는 서적이지만, 《상한론》에서 다루는 방제는 상한 외에도 다양한 만성질환, 정신질환에도 응용할 수 있는 경우가 많으며, 방제학의 기본이 되고 있다. 예를 들어 앞서 이야기했던 '장어를 과식한 저자'와 같은 예가 있다. 이것은 감염증도 무엇도 아니었지만 병태는 양명병과 매우 빼닮았기 때문에 양명병으로 변증하여 치료했다. 이러한 응용이 유익한 측면이 있는 것이다.

한 번은 내가 감기에 걸렸다. 처음에는 전형적인 의심할 여지가 없는 감기였다. 뒷목이 뻣뻣하여 갈근탕을 복용하고(물론 1포는 아니었다. 3포를 한 번에 복용), 우동을 후루룩 먹고 따뜻하게 하여 치료하자……라는 식으로 접근했다. 그런데 그렇게 진행되지 않았다. 가을이라서 기온도 청량했을 즈음인데, 창문을 연 채로 창가에서 이불도 덮지 않은 채 자고 말았더니, 저녁이 되자 다시 열이 났다. 한기가 있었다. 위가 아팠다. 낮에는 우동 한 그릇 밖에 먹지 않았는데, 위에 돌이라도 들어간 것처럼 괴로웠다. 그리고 보니 오늘 아침에는 배변을 하지 않았다. 열은 37도 즈음에서 변화가 없었다. 한기가 들면서 몸을 둘 곳을 못 찾고 제대로 서있지도 못했다. 이불에 들어가 잠을 청해보려 해도 번조(煩躁)하여 잘 수 없었다.

이것이 진짜 '양명병'이었던 것이다. 장어를 과식한 것이 아니다. 사실 감염증인 감기가 길어지면서 양명병이 된 것으로 '위가 불편하다' '번조' '열이 오른 채' 같은 것이 포인트였다. 양명병은 고열을 보인다고 설명했으나, 사실 반드시 그런 것은 아니다. '열이 오른 채 떨어지지 않는다'는 것이 중요하다. 그리고 양명병의 핵심은 '위가실(胃家實)'인데, 곧 위가 견디지 못해 괴롭고 열이 내리지 않는 것이다.

사용했던 것은 마자인환이다. '옹? 장어를 과식한 것과 같아?'라고 생각하는 분들! 바로 그대로다. 원인이 장어과식이든지, 감기가 길어진 것이든지, '양명병'이라 변증되면 치료는 '설사시키는 것'이다. 마자인환을 지금은 고령자 변비약으로 주로 쓰지만, 본래는 '소승기탕'이라는 버젓한 감염증일 때 사용하는 양명병약의 변법 중 하나로, 이른바 '고열은 나지 않

만 증상은 전형적인 양명병'이라고 할 때 사용하기 딱이다. 마자인환을 2
포 복용하고, 번조가 심해서 데파스 1mg을 병용한 뒤, 기분이 편해져 이
불을 덮고 누웠다. 데파스는 최근 들어서는 평판이 매우 좋지 않지만, 이
러한 감염증을 동반한 번조에는 사용하기 적합하다.

다음날 5시경, 변의가 있어 눈을 떴다. 배변하자 기분이 편해졌다. 열은
36.5도. 평상시 체온이었다. 하지만 아직도 조마조마한 가벼운 한기(오풍
〈惡風〉이라 함)가 있어 계지탕으로 다시 복용했다. 양명병이 나은 후에 표
증이 남았을 때 계지탕으로 치료하는 것도 《상한론》에 등장한다. 양명병
이라는 것은 일본에서는 그다지 볼 수 없다고 이야기하는 사람들도 있지
만, 사실 이렇게 일상적으로 관찰할 수 있다.

위기영혈변증(衛氣營血辨證)

온병은 위분증(衛分證), 기분증(氣分證), 영분증(營分證), 혈분증(血分
證)으로 진행해간다. 위분증이란 발병 초기이며, 풍열사(風熱邪)가 입이
나 코로 체내에 들어와 점점 폐를 침범한다. 발열, 오열을 보인다. 기분증
은 그 다음 단계로 열사가 이(裏)에 들어간다. 이(裏)가 무엇인지는 팔강변
증에서 설명했다. 기분증은 폐위열성(肺胃熱盛), 장위열결(腸胃熱結) 등
으로 분류된다. 기분증이 다시 진행하여 탈수가 진행하면 영분증이 된다.
발열, 구갈, 심번, 불면, 의식혼탁, 섬어 등이 나타난다. 온병이 한층 더
진행한 상태가 혈분증이며, 영분증 증상에 토혈, 객혈, 비출혈, 혈뇨, 피
하출혈 등이 생긴다. 요약하자면 혈분증은 DIC이다.

《상한론》이 옛날부터 있었던 것과 달리, 온병학은 청대에 들어 급속히
발전했다. 섭천사(葉天士)라는 사람이 가장 유명하다. 하지만 그 시절 일
본은 쇄국을 했기 때문에 청국과 교류를 하더라도 항구에만 그 교류가 한
정되어 이전처럼 자유로운 왕래는 없었다. 그래서 청대에 발전한 온병학
은 일본에 그다지 확산되지 못했는지도 모르겠다. 뭐, 이것은 내 멋대로의

추측이다. 하지만 지구 온난화가 관계되어 있는지는 모르지만, 최근 온병은 일본에서도 늘어나고 있는 것 같다. 여름철 독감 같은 것은 온병이 되는 경우도 있다. 앞으로는 온병학도 다뤄가야만 한다.

일본에서는 온병에 대한 의료용 엑기스제가 없어 사용이 어렵지만, 위분증에는 OTC인 은교산을 쓴다. 어떻게든 일본 의료용 엑기스제로 대용하라면 기분증의 폐위열성(肺胃熱盛)은 기관지염, 폐렴이므로 오호탕이나 청폐탕을 쓴다. 기분증의 기분열성(氣分熱盛)은 발열, 대한(大汗), 격심한 갈증을 동반하는 증상으로 백호가인삼탕을 쓴다. 장위열결(腸胃熱結)은 일포발열(日晡發熱), 복부팽만, 복통, 대변비결이 있으니 조위승기탕을 쓴다. 영분증은 치료가 어렵지만 소시호탕합온청음이 후보가 된다. 혈분증을 이미 엑기스제 치료의 범주가 아니다.

상기 내용을 총괄하면 중의학에서는 감염원이 무엇이든지간에 그것이 몸에 어떤 반응을 일으키는가를 주목하여 치료한다. 감염된 것이 세균이든지, 바이러스이든지 혹은 어떤 종류이든지는 일절 묻지 않는다. 그것이 몸에 어떤 병태를 일으켰는지, 만을 본다. 실제로 발생한 병태에 따라 치료가 변한다. 대증요법이란 의미가 아니다. 나타나있는 병태에 따라 병원을 나누고 있는 것이다. 미생물학에 따른 것이 아니라, 병태학으로 병원의 성질을 분류한다. 풍사처럼 갑자기 발생하여 한기를 일으키는 것은 풍한사이며, 똑같이 갑자기 발생했는데, 오열이 생기는 것은 풍열사라고 분류하는 것이다.

자! 중의학의 감염증 관련 이론은 이 정도인데, 실제 임상에서 자주 만나게 되는 감기나 노로바이러스 감염증 등에 대한 실제 약 사용법은 전저 《고령자 한방진료》에 상세히 기술해 두었으므로 여기서는 더 서술하지는 않는다. 그 책을 참조해주길 바란다. 다만 실제 임상에서는 전저에 소개한 것처럼 감기초기(태양병기)에 굳이 병원에 찾아오는 사람은 적다. 감기로 병원에 내원하는 것은 꽤 장기화된 경우이다. 그때 사용할 약은 방풍통성산(활석 · 황금 · 감초 · 길경 · 석고 · 백출 · 대황 · 형개 · 산치자 · 작약 · 천궁 · 당귀 · 박하 · 방풍 · 마황 · 연교 · 망초 · 생강)이다. 내분비 장에서도 서술했으나, 본래 살 빼는 약이 절대 아니다. 오한발열하며 코가 막히고, 인두통이 있으면서 기침과 점조한 가래가 나오는 경우, 곧 코에서 인후, 기관지에 걸쳐 광범위하게 염증이 파급된 경우에 사용하는 약이다. 신온해표(辛溫解表), 곧 태양병기 증상에 잘 듣는 방풍, 형개, 마황, 풍사를 흩어주는 박하, 청열해독하는 연교, 산치자, 황금, 석고, 길경, 감초, 보혈활혈하는 당귀, 천궁, 작약, 이수하는 백출, 활석, 사하하는 대황, 망초로 구성된다. 감기가 악화되어 감기증상에 비염, 인두염, 기관지염까지 폭넓게 나타나는 경우, 이 처방 하나로 사용해 보는 것이다.

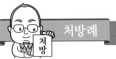

처방례

감기가 악화되어 비염부터 기관지염까지 폭넓은 염증이 파급된 때이다. 쯔무라 방풍통성산 9포 매 식후, 5일분(1회 1포로는 전혀 효과가 나지 않는다. 3포씩 복용하게 한다.)

유행성이하선염

마지막으로 전형적인 상한(傷寒)의 경과를 보인 유행성이하선염 1례를 소개한다.

배경: 17세 남성, 뇌증후유증, 발달지체, 전신구축. PEG. 1개월 전 유행성이하선염 백신접종.

현증과 경과

X일 야간 발열이 있었고, 다음날 아침 40도. 호흡 증상은 없음. 진흙 같은 설사 소량. 구토 없음. 안면발적, 수족궐랭. 맥부긴(脈浮緊). 복직근긴장이 심하며 장연동음도 강함. X+2일 WBC (7180), Neutro (65%) 정상,

Ly 16.7%로 저하. 생화학정상, CRP 0.05, 소변검사 이상 없음, 폐XP 이 상없음. 독감 A, B, 아데노, 용연균 모두 음성. 뇌척수액 세포수, 당 정상 이었으며, 요단백량 111mg/dL로 상승, LDH 48u/L로 저하. 이상을 통 해 무균성 수막염이 가장 강력히 의심되었다. X+1일부터 PEG를 통한 영 양공급을 중지하고 정맥주사, 항생제 투약을 시작했으나 40도 조열(潮熱) 지속.

변증과 치료

열형, 맥, 복증을 통해 양명병위로 변증하였으나 설사가 있어, 승기탕 류 사용을 주저. X+2일 쯔무라 저령탕 4포 합 코타로 길경석고 4포(4회 로 나누어 복용)를 사용했으나 해열이 되지 않았다. X+3일, 열, 맥, 복증 모두 변하지 않았기 때문에 설사를 열결방류(熱結傍流)로 생각하여 저령 탕과 항생제를 중지, 동일 오후부터 쯔무라 대승기탕 7포를 4-3-3으로 2 시간마다 투여한 결과 수양성 설사가 나왔다. X+4일부터 열형이 이장열 (역자 주: 하루 동안 체온이 1℃ 이상 오르내리며, 최저 체온은 37℃ 이상) 로 변화 (그림 7), 수족궐랭이 개선. 바로 쯔무라 대승기탕은 멈추고 쯔무 라 사역산 4포(4회로 나누어 복용)로 변경한 결과 왕래한열은 지속되나 해 열, X+7일 치유되었다. 코타로 길경석고는 X+2일에서 X+5일까지 지속 했다. 후일 뇌척수액에서 RT-PCR을 통해 얻은 DNA 파편분석을 통해 백 신접종에 따른 수막염으로 판명되었다.

고찰

본 증례는 바이러스성 수막염에 나타난 열결방류를 동반한 양명병위에 대해 대승기탕 단기 대량투여가 주효했던 1례이다. 양명부증(陽明腑證) 은 위가실(胃家實)인데, 열사의 훈증에 의 해 장내 진액이 하박(下迫)하면 썩은 듯한 냄새의 청색 수양변이 흘러나오는데, 이것을 '열결방류'라고 하 며, 여기에는 승기탕을 쓴다. 본 증례에서는 충분한 수액보충과 신중한 모 니터링과 함께 대승기탕 단기대량투여를 실시했다. 그리고 치유되었다. 그 열형은 전형적인 상한의 그 내용 자체였다.

제 8 장

감염증

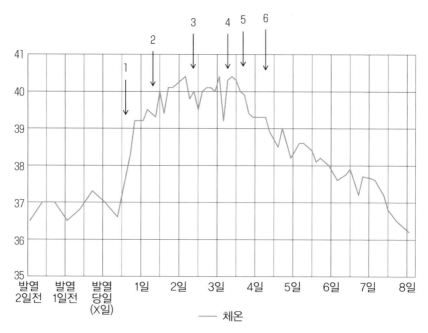

그림 7. 유행선이하선염의 진행

(1) 야간발열

(2) 호흡기 증상 없음. 진흙 같은 설사 소량 있음. 구토 없음. 안면발적. 수족궐랭. 맥부긴(脈浮緊). 복직근긴장 심하며, 장연동음 강함. PEG 영양공급 중지. 수액보충. PIPC 정맥주사

(3) 쯔무라 저령탕 4포 합 코타로 길경석고 4포(4회로 나누어 복용) 사용

(4) 저령탕과 항생제를 중지

(5) 쯔무라 대승기탕 7포를 4-3-3으로 2시간마다 투여. 수양성 설사

(6) 열형이 이장열로 변화하며 수족궐랭이 개선. 쯔무라 대승기탕을 중지하고 쯔무라 사역산 4포(4회로 나누어 복용)로 변경한 결과, 왕래한열이 이어지며 해열

류마티스관절염, 결합조직질환[1)]

Traditional Chinese medicine collagen disease로 PubMed 검색을 해보니 427건이 검색되었는데, 내용이 약간 막연했다. Traditional Chinese medicine rheumatoid arthritis로 해보니 더 늘어 651건이다. RCT로 제한하니 4건. 그중 1건은 작약의 글루코사이드 성분과 메토트렉세이트 병용요법에 관한 체계적 문헌고찰, 또 다른 하나는 일본에서도 류마티스 치료에 사용하는 계작지모탕(계피·마황·지모·식방풍·작약·감초·백출·가공부자·생강; GuiZhi-ShaoYao-ZhiMu decoction)에 관한 메타분석이었다. 계작지모탕은 일본에도 의료용 엑기스제로 나와 있다. 이 논문에 따르면 13건의 중국 및 한국 RCT를 종합하였을 때, 계작지모탕 병용 치료는 일반적인 서양의학적 치료보다 우수하다고 했다. 다만 몇 가지 중대한 유해사고도 보고되었으나, 이것은 아마도 여기 포함된 부자에 의한 것으로 여겨진다 했다[J Altern Complement Med. 2017;23(10):756-70.].

류마티스관절염

Traditional Japanese medicine rheumatoid arthritis RCT로 검색하자 의외로 28건이 나오는데, 일본한방 임상 논문은 이전 다른 분야처럼 적었다. Kogure T 그룹은 13명의 메토트렉세이트 사용 환자에게 계지이월비일탕

이와사키 주: 본 장은 꽤나 전문적인 내용도 담고 있어 사용되는 방제도 엑기스제의 범위를 넘어선다. 이것은 결합조직질환의 특성 때문으로, 굳이 초보자를 위한 방제 해설은 하지 않고 생략하고자 한다.

가창출부자를 add-on으로 사용했다. 4주 치료 후, disease activity score of 28 joints(DAS28)에 근거했을 때, 7명이 한방약에 반응했고, 5명은 반응이 없던 것으로 판단되었다. 증상 개선을 보인 군에서는 anticyclic citrullinated peptide antibody(aCCP) 초기 수치가 유의하게 낮았다고 한다. 곧 aCCP는 한방처방 변증에 기여하였을지도 모른다는 것이다. 계지이월비일탕가창출부자를 엑기스제로 만들자면, 계지탕, 월비가출탕, 가공 부자 가루로 구성할 수 있겠다.

일본에서 나온 류마티스에 대한 한방약 RCT나 메타분석은 찾을 수 없었으나, 일본에서도 엑기스제로 자주 사용하는 계작지모탕 RCT가 중국, 한국에서 몇 건 정도 수행되었고, 메타분석도 나와 있다는 것은 흥미롭다. 계작지모탕의 구성약물을 보면, 계지와 마황은 해표약이며, 작약은 화영위(和營衛)한다. 지모, 식방풍은 청열약이며, 반대로 부자는 온리거한(溫裏祛寒)하며 통증을 잡는다. 감초, 백출, 생강은 마황, 부자로 인해 위장이 손상되지 않게 하기 위한 배려이다. 여기저기 아픈 것을 잡을 수 있는 처방이다. 산와생약에서 의료용 한방 엑기스제가 나오고 있으며, 이 제품은 류마티스 관절염 적응증이 잡혀있다. 메토트렉세이트나 생물학적제제가 보급되기 전에는 저자도 자주 이것을 사용했다. 표준치료만으로는 불충분할 경우, 이 처방을 병용하는 것을 고려해 봐도 좋다.

그렇다면 류마티스관절염에 한방약은 어떻게 사용하는 것이 좋을까? 류마티스 전문의 중에는 '류마티스관절염에 한방약은 사용한다고?'라고 할 선생들도 적지 않을 것이다. 몇 가지 이유가 있다고 추측되나, 메토트렉세이트(MTX)처럼 유효율이 높은 약제가 Key Drug으로 존재하고 있다는 점, 생물학적 제제 (bDMARDs)가 매우 유효하다는 점 그리고 류마티스관절염은 지금까지 생각해왔던 것 이상으로 급속히 관절기능장애를 일으킨다는 것이 명확해졌다는 점 등이 주된 이유가 아닐까 한다. '한방치료를 할 시간이 있다면 조금이라도 빨리 MTX나 bDMARDs 투여를 시작하여 관절염증을 억제해!'라는 것이 상식적인 류마티스 전문의의 주장일 것이다. 이러한 견해에 대해 류마티스 전문의 자격을 가지고 있는 한방의인 나(우에노)는 사실 대략적으로는 찬성한다. 여기서는 상세히 다루지 않겠지만 MTX의 효과에 대해서는 질 높은 근거가 충분히 있으며, bDMARDs의 경우는 일본에서는 전수조사라는 방법으로 그 유용성과 부작용에 대한 검토가 시행되고 있다. '류마티스관절염'이라는 서양의학적 병명에 대해 전형적으로 약제를 사용한다고 하면 MTX나 bDMARDs 이상의 효과를 한방약이 낼 수 있다고는 도무지 생각이 되지 않는다.

전술한 Kogure T 그룹의 보고에서는 계지이월비일탕가창출부자로 13명 중 7명에서 유효성을 보였다고 보고했다. 이것은 MTX의 유효성에 상당하는 대단한 치료 효과이다. 하지만 이 13례는 충분히 경험이 쌓인 한방의인 Kogure 그룹이 계지이월비일탕가창출부자가 유효할 것이 분명하다고 한방의학적 진단을 한 환자로, 단순한 류마티스관절염 환자가 아니다. 단순히 ACR/EULAR 류마티스관절염 분류 기준 2010만을 만족한 환자에게 계지이월비일탕가창출부자를 투여하더라도 동등한 효과를 기대할 수 있다! 고는 결코 이야기할 수 없다.

그렇다면 현대의 류마티스관절염에는 한방약을 사용해야만 할 상황이 아예 없는 것일까? 나는 그렇지 않다고 생각한다. 제대로 정리된 보고가 나와 있지 않기 때문에 당연히 비판은 있을 수 있겠으나, 일상진료에서 한방치료가 유용하다고 생각되는 증례를 다수경험하고 있기 때문이다. 현대의료에서 한방치료를 해야만 할 상황은 크게 3가지 경우이다.

첫째는 환자가 강력히 희망하는 경우이다. 한자 판단의 근거가 미신적인 서양의학에 대한 공포와 한방안전신화에 따른 경우가 있으므로 현대의학적 치료의 유용성과 한방약에도 부작용 가능성이 있다는 것에 대해서는 다시금 설명할 필요가 있겠으나, MTX나 bDMRADs를 어떻게라도 쓰고 싶지 않다고 하는 환자는 적지만 존재하기는 하며, 우리 의사들은 환자가 원하지 않는 치료를 할 수는 없다. 그런 경우에는 한방약만을 사용하게 된다. 기한은 T2T(Treat-to-target) recommendation에 준하여 3개월이다. 3개월간 관해 또는 저질환활동성을 보이는 것을 목표로 한방치료를 하여, 3개월째에 목표를 달성하지 못한 경우에는 굳이 한방치료에만 국한해서 치료해서는 안 된다.

사용할 수 있는 한방약으로는 월비가출탕, 계지가출부탕, 계지가영출부탕, 계지이월비일탕가영출부, 계지마황각반탕가영출부, 갈근가출부탕, 계지작약지모탕, 대방풍탕 등의 기본적인 류마티스 한방약과 계지복령환, 소경활혈탕, 치타박일방 같은 구어혈약(驅瘀血藥)이 있다.

류마티스에 쓸 한방약을 선택할 때는 기본적으로 제8장 '감염증'에 설명된 《상한론(傷寒論)》의 육경변증에 기초해서 한다. 육경변증은 원래 급성감염증인 상한의 치료전략이지만, 현재는 이러한 만성질환에도 응용되고 있다.

맥의 부침(浮沈), 허실(虛實), 자한(自汗) 유무 등을 진찰하여, 맥부약(脈浮弱)하며 자한 경향이면 계지탕, 맥현(脈弦)하며 갈증이 있으면 계지이월비일탕, 갈증이 있으면 계지마황각반탕, 항배부 결림이 있으면 갈근탕, 이런 식으로 방제를 선택한다. 그리고 류마티스관절염은 수독(水毒)과 냉증이 악화인자로 여겨지므로, 그것을 타계하기 위해 복령, 창출, 부자를 추가하여 계지가영출부탕이나 갈근가출부탕 같은 처방을 선택해 가는 방법으로 기본 치료를 결정한다. 엑기스제 중에는 출로 창출을 사용한 것과 백출을 사용한 것이 있는데, 류마티스관절염 진료 시에는 창출의 유효성이 높다는 느낌을 받고 있다.

특별한 경우로 가성통풍발작 같이 관절의 열감, 종창이 심할 경우에 월비가출탕, 관절 변형이 이미 일어났으며 허약경향과 건조경향이 있으면 계지작약지모탕, 관절변형과 함께 전신권태감과 빈혈 등 기혈양허(氣血兩虛)를 보일 경우에는 대방풍탕을 선택하기도 한다. 또한 경험적으로 방기,

황기를 추가함으로써 치료 효과가 올라가는 경험도 많이 했기 때문에 전 탕약을 쓸 때는 방기, 황기를 각각 5~10g 정도 추가하며, 엑기스제로 치료하려면 방기황기탕 엑기스제를 병용한다. 여기에 류마티스관절염 중에는 어혈을 보이는 경우가 많기 때문에 계지복령환이나 소경활혈탕을 병용하면 통증이 일단 개선되는 경우가 많다. 치타박일방도 소염진통 효과를 기대하여 사용하면 좋다.

처방례

계지가출부탕 3포, 방기황기탕 3포 3회로 나누어 매 식전, 우선 처방해야 한다면 이 조합부터 시작한다. 1개월 정도 후에 평가한다. CRP 저하에 앞서 환자의 자각증상이 개선되는 경우가 많다. 엑기스제의 용법, 용량에 '매 식전'으로 되어 있으므로 식전에 복용한다. 복용하는 것을 잊지 않기 위해 식후 복용하더라도 괜찮겠지만, 그럴 때는 처방전에 그 이유에 대한 코멘트가 필요하다.

다음으로 한방약이 활약해야 할 경우는 MTX나 bDMARDs 같은 표준적 류마티스관절염 치료가 부작용이나 유해사고 발생으로 인해 충분히 진행될 수 없는 경우이다. MTX 부작용인 소화기증상은 조혈장애나 간질성 폐렴과 비교하면 치명적이지는 않기 때문에 경시되는 경향이 있는데, 구역이나 식욕부진을 이유로 충분한 투여량을 사용하지 못하는 경우나 지속 투여를 포기하게 되는 경우는 무시할 수 없다. MTX로 인한 소화기증상의 전형례는 메슥거리며 가슴쓰림이 있는 듯한 증상이 지속되며, 식욕이 떨어지고, MTX 복용일은 기분이 우울해져 무엇도 할 마음이 들지 않아 하루 종일 누워 지내는 증상을 보인다. 이런 경우에는 복령음이 유효하다. 연일 복용을 이어갈 필요는 없고, MTX 투여일에만 병용해도 충분히 효과를 기대할 수 있다. 기분처짐이 심할 때는 반하후박탕을 합방한 복령음합반하후박탕으로 사용해도 좋다. 육군자탕도 비슷한 목적으로 사용하지만, MTX 혈중농도를 상승시킬 가능성이 지적되는 감초가 들어 있어, 감초가 들어 있지 않은 점에서도 복령음 쪽이 더 사용하기 좋다.

　반면, MTX를 복용하면 복통을 호소하는 경우가 있다. 특히 하복부가 왠지 모르게 시원하지 않다, 배가 움직이질 않는 것 같다. 종종 쥐어짜는 듯한 통증을 보이는 경우가 있다. 이 경우에는 대건중탕이 주효하는 경우가 많다. 복령음과 비슷하게 MTX 복용 중에만 복용해도 충분히 효과를 기대할 수 있다. bDMARDs의 부작용 중, 한방의학적으로 대응이 가능하다고 생각되는 것은 반복되는 만성 감염증의 급성 악화 예방이다. 만성 부비동염의 급성 악화나 기도감염증의 악화는 bDMARDs를 사용할 때 종종 경험할 수 있는데, 치료를 중단하고 항생제를 이용한 치료를 해야 하며, 이 때문에 류마티스관절염 악화의 원인이 되기도 한다. 그런 경우 갈근탕가천궁신이나 신이청폐탕 등으로 만성 부비동염 치료를 하거나, 맥문동탕, 자음강화탕, 청폐탕 등을 써서 기도 환경을 개선함으로써 감염증의 급성 악화를 막고, 결과적으로 류마티스관절염의 양호한 조절에 공헌할 수 있다.

처방례

MTX 복용에 따른 구역, 식욕부진이 생긴 경우
　복령음 엑기스제 3포 3회로 나누어 매 식전, MTX를 복용하는 날부터 2일 정도, 간헐적으로 복용한다. 즉효성을 기대할 수 있다. 2주간 효과가 나지 않으면 다른 처방을 사용해보는 것도 고려한다.

MTX 복용에 따른 하복부통, 대변 이상이 생긴 경우
　대건중탕 엑기스제 6포 3회로 나누어 매 식전. 이 경우는 연일 복용하도록 하는 것이 좋다. 2주 정도 후에 효과를 평가한다.

류마티스관절염에 병발하는 만성 기도감염에 대해
　맥문동탕 엑기스제 3포 3회로 나누어 매 식전.

마지막으로 한방치료를 해야만 하는 상황은 현대 서양의학적 치료를 할 수 없는 경우이다. 감염증이나 간질성 폐렴 합병 때문에 MTX나 bDMARDs 사용이 주저되는 증례가 사실 적지 않다. 류마티스 폐로 인한 견인성 기관지확장증 때문에 폐진균증을 병발한 류마티스관절염 환자 치료 경험이 있는데, MTX도 bDMARDs도 사용할 수 없어 현대의학적으로는 도저히 손 쓸 수 없는 상태였다. 그 증례에 항진균제와 계작지모탕을 중심으로 궁귀교애탕과 사물탕, 당귀음자를 사용하여 질환활동성을 억제할 수 있었고, 양호한 경과를 확인할 수 있었다. 한방약은 뭔가 면역조정 작용을 가지고 있는 것으로 생각되는데, 면역억제를 일으키지는 않는 것으로 생각되며, 한방약을 투여한 후 감염증의 악화가 있었다는 보고는 거의 없다. 감염증 병발례에는 적극적으로 사용해도 좋겠다.

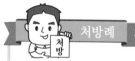

처방례

감염증 합병례 등 전체적으로 체력이 저하된 경우
항진균제에 계작지모탕을 중심으로 궁귀교애탕이나 사물탕, 당귀음자.

자, 이렇게 생각하면 류마티스관절염에서 한방치료는 일정 역할을 담당할 수 있다는 것을 알 수 있지 않을까 한다. 류마티스관절염은 한번 발생하면 대부분, 남은 생애에 걸쳐 함께 하지 않을 수 없는 질환이며, 치료 경과 중에는 다양한 합병증과 약제 유해사고 등의 트러블이 생기는 것을 종종 경험한다. 한방치료를 현대의학적 류마티스 진료에 병용하는 것은 환자의 생애에 걸친 투병을 지지하고, 보충하는 것으로 이어지므로 매우 유용하다.

SLE

SLE는 어떤가? Pubmed에서 traditional Chinese medicine SLE라고 치면 75건의 논문이 검색되는데, 대부분은 기초연구이거나 임상에 활용하기

모자란 것들이다. 다시 한번 키워드에 RCT를 추가하자 0이 되어버렸다. 현재로선, SLE에 관해 중의학에서는 이렇다 할 근거가 나와 있지 않은 것 같다. 일본한방에 관해서는 말할 것도 없겠다.

실제 임상에서도 SLE 한방치료는 솔직히 말해 그다지 도움이 되지 않는다. SLE 신증에 대한 스테로이드 감량 효과를 기대하며 시령탕 등을 사용하고는 있으나 특별한 효과를 본 경험은 없다. 스테로이드 투여에 의해 일어나는 상기 등의 부작용 경감에 계지복령환, 도핵승기탕 등의 구어혈제도 사용한다. 야마모토 이와오는 병태를 크게 한열로 나누어 열증에는 통도산에 황련해독탕과 사물탕을 가감하면서 병용하였고, 한증에는 궁귀조혈음 제1가감을 사용했다.

 처방례

열증이면 통도산 엑기스제 3포 3회로 나누어 식전. 우선은 2주간. 설사 등의 부작용 발현에 주의. 한증이면 궁귀조혈음 엑기스제 3포 3회로 나누어 복용. 큰 부작용은 그다지 없다. 효과 판정은 3개월 정도에 걸쳐서.

전신경화증

특별히 근거는 없으나, 사견으로는 팔미지황환 등의 보신약이나 계지복령환, 당귀작약산 같은 구어혈제가 피부 증상 진행을 억눌러 증상을 경감시키는 효과를 기대하기에 좋은 방제라고 생각한다. 수족 끝의 냉증 또는 더욱 악화되어 생긴 지첨궤양에는 당귀사역가오수유생강탕을 사용한다. 야마모토 이와오는 섬유화의 본질을 혈어(血瘀)로 보아 통도산합계지복령환으로 치료했다.

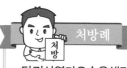
쇼그렌증후군

PubMed에서 Sjogren's traditional Chinese medicine 이라 검색하면 52건. Double blind RCT가 2건 검색되었다. Li B 그룹은 hydroxychloroquine을 사용하는 쇼그렌증후군 환자 40명을 중성약 해독통락생진방(JieDuTongLuoShengJin granules) 병용군과 placebo 병용군으로 무작위 배정하여 12주간 관찰 후에 ESSPRI 스코어가 중성약 복용군에서 유의하게 개선되었다고 보고했다[Evid Based Complement Alternat Med. 2017;2017:1315432.].

또한 Hu W 그룹은 240명의 쇼그렌 증후군 환자를 무작위로 2군에 배정하여 치료한 결과, salivary flow rate가 중성약 생진윤조양혈과립(ShengJinRunZaoYangXue granules)을 복용한 군에서 유의하게 개선되었다고 보고했다[Chin Med J (Engl). 2014;127(15):2721-6.].

Sjogren's Kampo medicine으로 검색하자, Yamaguchi K의 논문[Front Pharmacol. 2015;6:176.] 같은 총론만 검색될 뿐이었는데, 이 논문에는 특별한 데이터는 실려 있지 않았다.

맥문동탕은 타액분비부전, 누액분비부전에 사용하여 유효례를 경험한 적이 있다. 구순건조, 수족번열감, 상열 등이 있을 경우에는 온경탕을 사용하면 좋다.

제**9**장

결합조직질환
류마티스관절염

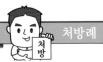

맥문동탕 엑기스제 3포 3회로 나누어 매 식전. 4주 정도 후에 유효례에서는 타액분비증 등의 자각증상 개선이 나타난다.

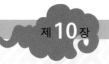

제 10 장

방문진료

　방문진료는 와상상태 또는 준와상상태(외래통원 시 도움이 필요한 수준)로 의사가 필요하다고 판단한 경우 자택 또는 시설에 의료진이 방문하는 방식의 진료이다. 일반적인 급성기병원에서는 진찰→진단→치료→개선 사이클을 목표로, 곧 cure를 목표로 한 치료에 주안점을 두나, 방문진료 환자는 노화에 동반된 여러 질환을 가지고 있고, 간병을 필요로 하는 고령자인 경우가 대부분으로 체력 저하가 와 있으며, 암 말기를 포함하여 치유를 바랄 수 없는 경우가 대부분으로 의사, 간호사, 약사, 치과의사, 케어매니저, 물리치료사, 방문간호사 등 타 직종과의 연계를 통해 care를 중점적으로 시행하여, 간병인을 포함한 일차의료에 준하는 포괄절 접근을 시행하고, 생활의 질을 유지하며 향상시키는데 주안점을 두고 있다.

　방문진료는 의사가 자택이나 시설에 방문하여 대상자 본인의 병 상황, 생활상황, 간호상황, 간병인 정신신체상황을 종합적으로 살펴 진료해야 할 필요성이 있다. 일반적으로는 종합진료적 마인드센터와 함께 간병보험 서비스 지식이나 완화케어 지식, 치매에 대한 지식 등이 필요하다. 반면 서양의학적 접근으로는 채혈채뇨, 때때로 심전도나 방사선, 간이 초음파검사 정도까지는 어떻게든 재택으로 가능하더라도, 급성기 병원에 비해 농후한 검사는 기대할 수 없으므로 진료 상의 제약은 많다. 이러한 상황에서 한방진료는 조금의 숙련을 필요하다고 하더라도, 특징적인 신체진찰기법, 곧 혀나 맥, 복부, 안색이니 냄새 등을 포함한 오감을 사용한 진찰적 접근과 특징적인 병력 청취를 통해, 정도 차 정도는 있을 수 있으나 이른바 병태에 대한 치료개입이 가능하여, 방문진료의 질을 높일 수 있다. 따라서 표준적 치료나 케어에 추가적인 툴로서 유용하다고 생각되므로, 치료로 한방만에 구애되지 않고 다양한 방책을 유연하게 조합해가는 방법이 바람직하다. 이상의 사실을 토대로 다분히 사견이 들어가 있겠지만 개인적 경험을 토대로 한방진료에 대해 서술해보고자 한다.

일반적으로 고령자는 신체나 정신의 다양한 병태에, 예를 들어 신체 기능으로는 노쇠라 불리는 취약성, 거기에 동반되는 보행수준의 저하와 높은 낙상 발생가능성, 그리고 진행하면 Barthel index로 측정할 수 있는 배설이나 옷 갈아입기, 입욕, 식사 등의 일상동작 장애, 정신면에서는 MCI나 치매 등에 동반되는 일상의 기억이나 판단력 저하가 생기고, 더욱 진행하면 BPSD라 불리는 배회, 폭언폭력, 간호저항, 망상 등을 동반하는 경우가 많으며, 이러한 점이 간호 부담요인이 되고, 재택진료 도입 및 유지의 저해요인이 되는 경우가 많다. 이하에 서술할 내용이 환자 및 환자가족 서포트에 도움이 된다면 좋겠다.

자! 지금부터 재택진료 시 한방진료에 대한 저자의 견해를 소개하겠다.

비염

한란차로 유발되는 비염이 와상상태인 환자에서는 후비루가 되어 석션이 필요한 경우가 있다. 그런 경우 영감강미신하인탕이 유효한 경우가 많다. 복령, 감초, 생강, 오미자, 세신, 반하, 행인 7가지 약재로 구성되며, 소청룡탕(마황 · 계지 · 작약 · 세신 · 오미자 · 반하 · 건강 · 감초)과 비슷하지만 해표약인 마황, 계지가 빠져있다. 원래 《금궤요략(金匱要略)》에 기록된 처방으로 한담증(寒痰證; 색이 투명하며 엷은 가래를 동반한 기침 등)에 사용된다. 일반적으로 마황은 신체가 허약한 소음병기(少陰病期)에 사용되는 마황부자세신탕에서 사용될 때를 빼고는 고령자에서 고혈압이나 두근거림, 발한과다 등의 부작용을 일으킬 수 있음에 유념해야 하므로, 마황이 빠져있는 이 처방은 고령자에게 사용하기 좋지 않나 싶다. 혀가 야위고 열문이 있을 경우(음허〈陰虛〉에 해당) 약재 구성상 온조(溫燥)한 약이 많으므로 장기간 사용을 피하든지, 음(陰)을 보하는 맥문동탕이나 자음

강화탕을 병용하면 좋다.

변비

　　　고령자 변비 조절은 종종 해결이 쉽지 않아, 관장이 필요해 간병인에게 부담이 되는 경우가 많다. 일반적으로 마자인환이 잘 쓰인다. 약재 구성은 대황, 행인, 지실, 후박, 작약, 마자인이며, 원전은 《상한론(傷寒論)》이고 비약변비(脾約便秘; 식욕이 있고 소변횟수는 많아 변이 굳어진 상태이며, 비(脾)가 허약해서 위의 진액이 돌지 않게 된 상태)에 사용하는 것으로 되어 있다. 그런 상태에 서양의학에서는 산화마그네슘을 사용하지만 용량 조정이 종종 필요하여 어려운 경우가 많다. 그럴 때 대체약으로써 효과를 발휘한다. 일반적으로 장폐색 재발 예방에 대건중탕이 사용되는데, 이 방제는 고령자이면서 복벽에서 장관 내를 이동하는 가스를 만질 수 있을 정도로 복벽이 얇은 사람에게 사용하면 좋다. 또한 복벽이 단단하며 힘이 있고 팽팽하며 소변이 농축되어 있고 적은 타입은 변이 직장까지 뭉쳐있어 단단한 변(便)덩어리가 만져지는데도 설사변이 나오는 ("열결방류〈熱結傍流〉"라고 함) 경우도 있는데, 이럴 때는 승기탕류를 사용하면 좋다.

설사

고령자 설사의 경우, 기저귀 교환 부담이 가중되어 변비보다도 더 힘들다. 또한 PEG를 삽입하여 경관영양을 하다가 설사가 생겨 난항을 겪는 경우도 많다. 대부분은 허증인 경우가 많은데, 부종을 동반한 증례에는 오령산이 유효하다. 오령산은 이소변실대변(利小便實大便; 이뇨함으로써 변을 단단하게 함) 작용이 있다. 수족냉증이 있고, 피부가 하얗고 부종을 동반했다면 진무탕이 좋다. 부종을 동반하지 않는 설사이면 계비탕이 좋다.

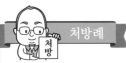

처방례

PEG를 삽입했는데, 유동식 영양을 하니까 설사를 해서 처치가 곤란한 경우. 인삼탕을 시도해 보았으나 무효하며, 진무탕으로 처방하니 설사가 멈췄다. 쯔무라 진무탕 아침저녁 식후, PEG로.

식욕부진

고령자 식욕부진은 일반적으로 자주 볼 수 있는 증상이며 '위기(胃氣)가 없으면 죽는다'고 말하는데, 경구 섭취가 저하된 경우, 특히 초고령자에서 가족들이 PEG 같은 연명처치를 원하지 않는다면 한 가지 치료 수단으로써 한방약을 사용하여 효과를 내는 경우도 있다. 일반적으로는 장관연동을 촉진하는 육군자탕이 어느 정도 근거가 있어 폭넓게 사용되고 있으나, 개인적으로는 유효한 케이스가 그다지 많지 않다고 느끼고 있다. 식욕부진이 온 고령자이면서 종종 맥부현대안무력(脈浮弦大按無力)하여 일견 표면은 확실히 강하게 보이나, 눌러보면 맥이 없어지는 느낌이 맥에서 관찰되는 경우가 있다. 바로 중의학에서 말하는 비기하함증(脾氣下陷證)에 딱 해당하는데, 자주 이야기되는 설사나 탈항, 장기하수 등을 보이는 경우도 많다. 그런 경우, 보중익기탕으로 경구 섭취가 회복되고 체중도 회복되고는 한다. 원래 중국에서 전란시대에 기아 상태가 지속되어 약재 입수도 어렵던 금원시대에 이동원(李東垣)이라는 사람이 쓴 《내외상변혹론(內外傷辨惑論)》이라는 서적에 기록된 보기제의 대표처방 중 하나이다. 각 구성약물의 용량은 《상한론》 처방에 비해 적다. 다만 주 약재인 황기로 위기를 끌어올리기 때문에 역류성식도염이나 구토 등의 위기상역(胃氣上逆)을 동반한 케이스에는 처방을 피하는 것이 좋다.

　고령자에서 연하기능 곤란이 있을 경우에는 방문치과나 언어치료사(ST)를 통한 연하평가를 하면서, 한방젤리(용각산으로 발매)나 다른 젤리, 푸딩, 요구르트 등 비교적 넘기기 쉬운 것에 약을 섞어서 투약해 보면 좋다. 한방 엑기스제의 알갱이가 넘기기 어렵다며 싫어하는 사람들도 있으므로 그런 경우에도 이 방법이 좋다. 음허(陰虛)를 동반한 경우는 일반적으로 더위먹음에 사용하는 보중익기탕 가감방인 청서익기탕을 여름이 아니더라도 사용해 보면 좋다. 오미자나 황백, 맥문동이 추가되어 있어, 보중익기탕의 보기(補氣)에 보음이 배려된 형태이다.

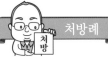

처방례

고령자의 특별한 원인이 없는 식욕부진에 코타로 보중익기탕 2포 1일 2회. 쯔무라가 아닌 코타로 제품을 추천하는 이유는 원전의 방의대로 백출을 사용했기 때문이다. 식욕이 돌아오면 중단해도 좋다. 다만 고령자에서는 종종 탈수나 감염증이 식욕부진의 계기가 되므로 이것도 잘 살펴야 한다.

치매

　　고령자 치매에서는 흥분 증상이 주로 간병부담을 가중시키는데, 때때로 정반대 증상인 무의지 타입도 있어 식사까지는 어떻게 하는데, 먹는 것 이외에는 밤낮 가리지 않고 자버리는 경우도 있다. 이때는 때때로 아리셉트가 주효하기도 한다. 한방에서는 《상한론》 조문 제282조 '소음병이 되면 맥미세(脈微細)하며 단지 자려고만 한다'에 해당한다고 생각되며, 본인은 졸려 누워있지만 숙면을 할 수 없고, 또 누워있지 않으면 녹초가 되어 버린다고 보는 것이 올바른 해석으로, 이 경우 소음병의 대표처방인 진무탕이 유효하다. 중의학적으로는 신양허(腎陽虛)의 대표처방이며 인간이 본래 가지고 태어난 에너지가 노쇠로 고갈되어 버린 상태에 해당한다. 치매가 있으면 개선 경과와 함께 흥분 등의 증상이 나타나는 경우도 있는데, 그 경우에는 아리셉트 같은 약을 감량하거나 중지한다.

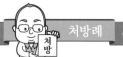

이런 증례는 노쇠이기도 하기 때문에, 치료 대상인지가 사실 의문으로 남는데, 만약 쯔무라 진무탕을 복용할 수 있다면 일단 시도해 봐도 좋다. 1회 반포, 1일 2회. 2, 3주간 써보고 효과가 있다면 일단 지속한다. 다만 아무래도 노쇠가 진행하는 것은 어떻게든 피할 수 없다.

쥐남

　　고령자에서도 쥐가 날 때는 일반적으로 작약감초탕이 유효하나, 효과가 없는 경우도 종종 있다. 그 경우 서양의학적으로는 리보트릴 등이 유효하나, 특히 재택의료가 필요한 초고령자에서는 졸림 등의 부작용으로 낙상 위험성을 높여 사용할 수 없는 경우도 있다. 그 경우 팔미지황환이 유효한 경우가 있다. 원전은 《금궤요략》이며 구성은 지황, 산수유, 산약, 택사, 목단피, 복령, 육계, 부자이며, 삼보(三補; 지황, 산수유, 산약)로 보하고, 삼사(三瀉; 택사, 목단피, 복령)로 사하는 것에 육계, 부자 같은 온보(溫補)하는 약재를 조합한 것으로 보제이면서 밸런스를 맞춘 방제이며, 중의학적으로는 고령자가 생명력이 약해진 신양허의 건강관리약(지금으로 말하자면 건강기능식품)이라 할 수 있으며, 노화로 인한 하지근력약화를 동반한 쥐남에 유효하다.

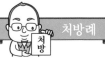

처방례

쯔무라 팔미지황환 1포 수면전. 다만 팔미지황환은 80세 이후 고령자에게는 그다지 효과를 내기 어려운 것 같다. 과거의 고령자라고 하면 50, 60대이므로 지금으로 말하자면 중년에서 초로에 해당한다. 팔미지황환은 오히려 그런 초로기 노화에 동반된 모든 증상에 잘 듣는 경우가 많다.

연하능력저하

재택환자의 연하능력저하는 머리 아픈 문제이다. 종종 노인에서는 자각 없는 저영양이라고 하여 경구섭취저하나 경부근군의 근력저하가 추가됨에 따라 악화된다. 또한 명확한 이벤트가 동반되지는 않은 불현성 흡인이 있는 경우도 많다. 고령자의 주요 사인 대부분을 점유하는 흡인성폐렴 위험을 만들 수 있다. 일반적으로는 재택의료에서 흡인성폐렴 예방을 위해 방문치과 등으로 구강케어, 구강재활 등을 시행하거나, 약물로는 안지오텐신 교환효소 억제제, 항혈소판제인 프레탈, 항파킨슨병약인 아만타딘 등을 사용하거나 한다. 한방에서는 반하후박탕이 유효하다 여겨지며, 특히 위식도역류를 동반한 케이스나 항상 가래가 보이는 증례에는 유효하다. 일반적으로는 매핵기(인후에 매실 씨앗이 걸린 것 같은 느낌)에 사용하나 약재 구성은 반하, 후박, 복령, 소엽, 생강 5가지이며, 이 약도 온조(溫燥)하므로 음혈부족(陰血不足; 혀가 말랐거나 열문이 있는 경우)이 있는 사람에게는 사용하지 않거나, 단기간만 쓰고 멈추는 편이 좋다고 생각된다.

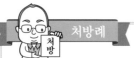
처방례

연하장애가 있는 환자, 흡인성폐렴 기왕력이 있는 환자에게 반하후박탕 3포 3회로 나누어 복용 또는 2포 2회로 나누어 복용. 원래 연하장애가 있는 환자에게 한방을 복용시키려면 전술한 한방젤리 외 각종 젤리, 요구르트 등, 그 사람이 먹을 수 있는 무언가에 섞어 넣는 것이 좋다. 음혈부족이라는 것은 말라서 혈(血)의 기가 없고, 건조해진 인상의 고령자이다. 중의학적으로는 확실히 반하후박탕은 적합하지 않지만, 실제로는 그 처방 사용에 따른 유해 사고 보고는 습진이 수례 있다고만 할 정도로 매우 희박하다. 또한 저자(이와사키)의 경험으로는 이 처방은 복용하는 동안만 효과를 보여, 중단하면 연하장애가 다시 재발한다. 중의학적 이론을 중시할 것인가, 새로운 데이터를 중시할 것인가는 아직 토론의 여지가 있다.

BPSD

재택의료에서는 치매 환자를 만나는 경우가 있는데, 가장 곤란한 것은 기억장애 같은 중핵증상보다도 배회, 주야역전, 폭언폭행, 간병저항 등의 BPSD이다. 간병인의 간병부담 주요인 중 하나로 본래는 항정신병약을 사용하지 않는 편이 좋고 생명예후에도 그 쪽이 좋다는 근거도 있지만, 간병인의 부담을 생각하면 어쩔 수 없이 사용하게 되는 경우가 많다. 한방에서는 억간산이나 시호가용골모려탕, 황련해독탕 등의 효과가 보고가 되어 있다. 다른 항정신병약에 비해 날카로운 맛은 떨어지나, 기면이나 흔들거림 등의 부작용은 경미한 편이다.

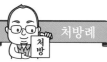

처방례

억간산은 이미 꽤 유명하므로 처방례를 따로 들지는 않겠다. 노인보건시설에서 주변 이용자 간의 정신적 트러블이 많고, 짜증을 일으키며 식사를 거부하는 사람에게 쯔무라 억간산가진피반하 3포 1일 3회 복용으로 처방했더니, 기분이 진정되어 식사를 할 수 있게 된 적이 있다. 진피와 반하는 기를 순환시켜 식욕을 내는 효과가 있으므로 이럴 때 사용하면 좋겠다.

빈뇨, 실금

재택환자의 빈뇨와 실금도 곤란한 문제 중 하나이다. 남성의 경우, 전립선비대와 거기에 동반된 과민성방광, 여성에서도 과민성방광이 많이 확인되며, 서양의학적으로는 골반저근 체조 지도나 베시케어 같은 약물 등을 투약하나, 모든 환자에서 유효하지도 않다. 또한 항콜린작용에 동반되는 갈증이나 섬망의 유발요인이 되기도 한다. 중의학적으로 보면 신허(腎虛)에 의한 신기불고(腎氣不固) 상태인데, 엑기스제로는 신기(腎氣)를 고섭(固攝)하기에 적합한 것이 없어, 어쩔 수 없이 육미환, 팔미지황환, 우차신기환 등으로 대용한다. 다만 이 처방들에는 택사, 복령, 차전자 같이 역으로 이뇨를 촉진하는 성분도 있어, 효과가 불충분한 경우도 있고, 오히려 악화되는 케이스도 경험을 한다. 그 경우 기의 고섭작용에 좋은 효과를 발휘하는 황기를 주약으로 하는 보중익기탕을 소량 병용하면 좋은 효과를 볼 수 있다.

처방례

고령환자의 요실금, 빈뇨에 쯔무라 우차신기환을 써 볼 수는 있으나, 위에 적어둔 것처럼 엑기스제로 효과를 보기는 그다지 쉽지 않다.

피부건조

초고령자는 특히 건조한 겨울철이면 습진을 동반하지 않은 가려움으로 고생하는 경우가 많다. 노인성피부소양증, 속된 말로 피부건조에 일반적으로 요소계 로션인 우레필이나 헤파리노이드겔에 가려움을 멈출 수 있는 연고인 레스타민이나 소량의 약한 스테로이드 연고 등을 적절히 섞어 적용하는 경우가 많다. 심할 때는 항알레르기제도 병용하기도 하나, 항콜린 작용이 노인에서 인지기능측면을 포함한 부작용을 만들 우려가 있다. 대증적으로는 유효하겠지만 근본적 개선으로까지 이어지지 않으므로 그런 경우, 당귀음자가 유효한 경우가 있다. 중의학적으로 혈허생풍(血虛生風)에 쓰는 처방으로, 피부가 건조한 가려움을 멈추기 위해 사용하는 처방이며, 특히 음혈부족(陰血不足)한 사람에게 사용하므로 설진 상 후태(厚苔)를 보이는 사람에게는 사용하지 않는 편이 좋다.

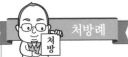
처방례

쯔무라 당귀음자 3포 매 식후. 1개월 정도 지속하면 좋은 효과를 보이는 경우가 많다.

암성통증

암의 통증관리를 WHO stepladder에 따라 진행하는 것은 당연한 일이겠지만, 때때로 한방약이 유효하기도 하다. 위암으로 경구섭취가 저하된 말기에 안중산(安中散)을 사용하여 유효했던 경험이 있다. 그 환자는 마지막까지 NSAIDs나 마약이 필요하지 않았다. 안중산에는 현호색이라는 이기지통작용(理氣止痛作用)이 있는 약재가 들어있으며, 그것이 유효했던 것으로 생각된다. 중국에서는 암의 모든 국면(수술 후 발생 예방, 화학방사선요법 중 부작용경감, 고령으로 수술을 할 수 없는 사람이나 부작용으로 항암제를 쓸 수 없는 사람, 또는 처음으로 한방약을 사용해 보고자 하는 사람 등, 또는 완화케어로써 화학요법과 상승효과를 기대하며 etc.)에서 한방약을 사용하고 있다. 일반적인 변증론치를 하면서 동시에 항암약재(일본에서는 보험적용이 되지 않는 백화사설초, 반지련, 반백련, 용규, 산자고 등)를 사용하며, 청열해독(淸熱解毒), 화담산결(化痰散結), 활혈소종(活血消腫), 이기지통(理氣止痛) 등의 작용이 있는 공격적인 약재를 중심으로 보하는 작용이 있는 약재를 적절히 가감해가면서 공보(攻補)의 밸런스를 맞춰 치료한다. 일본에서도 자기 부담 방식의 전탕약을 쓸 때는 위와 같이 대응이 가능하다. 재택의료에서도 자가 부담으로 약재를 사용하는 치료가 가능하다고는 생각하나, 매일 30분 정도 달여야 하므로 추가적인 간병 인력의 필요성 문제(원래 노인들의 간병인은 같이 사는 또 다른 노인인 경우가 많으며, 간병하는 사람도 인지기능장애, 편측 운동장애가 있는 경우가 드물지 않다), 경구섭취(經口攝取)가 저하될 정도로 쇠약해진 경우나 전탕약을 충분히 복용할 수 있을 정도의 체력이나 기력이 없는 경우는 복용이 어렵다는 점, 자기 부담 비용을 부담할 여유가 없다는 점 등이 제약점이라 생각된다.

피부 세균감염증

일반적인 피부 세균감염증에 항생제 투여를 하는 것은 상식적이지만 신체가 허약해진 경우, 발적은 없으면서 좀처럼 배농이 되지 않는 것도 경험하고는 한다. 중의학에서는 음저(陰疽)라 부르며 체력이 약해진 상태에서의 화농성 피부감염증이 여기에 해당하는데, 일반적인 건강한 젊은층의 연조직염이나 피하농양에서 볼 수 있는 명확한 발적을 동반한 압통이 있는 타입은 양저(陽疽)라 하여 구별한다. 양저는 서양의학의 항생제, 필요에 따라서는 절개배농, 한방이라면 황련해독탕 같은 청열해독약으로 대응하는 등, 비교적 대응이 쉬우나, 음저는 항생제만으로는 개선이 어렵거나 시간이 필요한 경우도 있어 그 경우에는 배농산급탕이 유효하다. 배농은 되나 상처 치유는 잘 안되는 경우에는 황기의 탁리배농(托裏排膿; 신체 깊숙이 존재하는 불순물을 표로 농의 형태로 배출하는 것을 도움) 효과를 기대할 수 있는 보중익기탕을 병용하면 좋다.

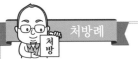
요통

요통은 고령자에서 항상 머리 아픈 문제이다. 간병보험으로는 데이케어 또는 방문재활을 이용하며 통상적인 생활지도로 복근배근 재활, 대증요법으로 파스 등의 외용제, NSAIDs나 약한 오피오이드 같은 마약, 항우울제 등을 투여한다. 골다공증이 있으면 비스포스포네이트 제제를 투약, 특히 요추압박골절이 있으면 매일 포스테오 피하주사가 골다공증에 동반된 요통에 근거가 있지만, 매일 피하주사하기에는 간병인은 물론, 본인에게도 부담이 될 수 있다. 왕진할 수 있는 곳이라면 요통으로 보험적용이 가능하므로 침구치료 등도 고려해보면 좋겠다(역자 주: 일본의 상황이다. 국내에서는 환자가 직접 내원해야만 보험적용이 가능하다). 일반적으로 중의학적으로는 신허(腎虛)에 해당하며, 약재로는 강근장골약(強筋壯骨藥; 우슬, 두충, 상기생, 속단, 보골지 etc.)을 사용하는 것이 바람직하나 엑기스제로는 우차신기환 정도밖에 없다. 효과도 한정적이며 성분 중 생지황이 위에 부담을 일으킬 수 있어 연속 복용이 어려운 경우도 많다. 어혈 요소가 있다면 하지의 어혈에 사용하는 소경활혈탕을 사용하면 유용하기도 하다.

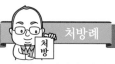

앞의 요시자와 선생의 해설대로 초고령자의 요통에 엑기스제 우차신기환은 거의 효과를 기대하기 어렵다. 산와약재가 출시한 갈근가출부탕 3포에 소경 활혈탕 3포를 합쳐 사용하는 편이 오히려 어떻게든 통증을 경감하는데 도움이 된다. 다만 마황을 함유하고 있으므로 위장장애가 생기는 경우도 있다 (이와사키).

슬통

고령자 슬통도 머리 아픈 문제이다. 슬통의 경우도 마찬가지로 간병보험 재활서비스를 이용하면서 대퇴사두근훈련 같은 재활지도, 살이 쪄 있다면 다이어트 지도, 대증요법으로 NSAIDs, 약한 오피오이드, 사인발타 등을 사용한다. 관절에 구축이 있다면 간병보험 외로 방문 마사지를 이용하는 것도 도움이 된다. 동시에 한방약으로는 엑기스제의 경우, 우차신기환이나 소경활혈탕, 방기황기탕, 월비가출탕 등이 개선에 기여할 수 있다.

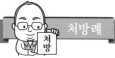

일단 신허면 우차신기환이나 팔미지황환, 어혈이면 소경활혈탕, 관절수종 등 습이 있으면 방기황기탕, 여기에 염증이 동반되어 있다면 월비가출탕이라 생각할 수 있다. 모두 1일 2포씩 복용하며 1, 2개월 정도 시도해 볼 수 있다.

이상, 재택의료의 한방치료에 대해 개괄적으로 서술해보았다. 일반적으로 방문진료로 시행하는 대응수단에 추가로 한방진료를 진행하는 것이 환자 케어 서포트 도구로써 유용하리라 생각한다.

제11장

심신증

일반내과를 하게 된 이상, 심신증은 피해갈 수 없다. 이미 NERD나 FD, IBS 등 심신증에 포함될 수 있는 몇 가지 질환을 다뤘지만, 여기서 다시 한번 총괄하고자 한다. 그럼 매번 그랬듯, PubMed 검색으로 시작해보겠다.

라고, 여기까지 쓰고 나니, '심신증이란 과연 무엇일까?'라는 의문이 들었다. 급 구글 검색으로 Wikipedia를 보고는 놀랐다. 심신증(psychosomatic disease)은 신체질환의 증상발현과 증상변동에 마음의 문제가 크게 관여하는 신체질환의 총칭이라고 되어있는데, 사실 ICD에도, DSM에도 딱 psychosomatic disease라고 하는 용어는 들어 있지가 않다. 일본 독자적인 개념인 것일까? 도깨비에 홀린 듯 그냥 그대로 psychosomatic disease라고 PubMed 검색을 해보니 23,831건이 검색되었다(2018.4.5. 현재). 따라서 해외에 psychosomatic disease라는 개념은 존재하지 않는 것은 아닌 것 같았다.

그래서 psychosomatic disease와 traditional Chinese medicine을 넣어 보니 29건이 검색되었다. 최신 논문은 기초데이터였고, 두 번째는 도호쿠대 타카야마 신 선생 그룹이 작성한 리뷰였다. 하지만 이것은 대규모 재해시 한방의 효과를 논한 것으로 심신증을 중심으로 다룬 것은 아니었다. "Forsch Komplementmed"라는 독일 저널이 두 편 정도의 논문을 게재하고 있어 초록을 보니, Weidenhammer W "Quality Profiling at the TCM Hospital Bad Kotzting-Examples from an Ongoing Systematic Patient Documentation" [Forsch Komplemented. 2016;23Suppl2:8-15]라는 논

문은 '우리 병원 환자층 분석' 같은 류의 내용으로 그다지 참고가 되지 않았다. East meats West: Synergy through Diversity라는 어마어마한 타이틀의 Hager S 그룹의 논문 [Forsch Komplemented 2016;23 Suppl2:3-7]도 비슷한 기관에서 나온 것인데, '우리 쪽에서는 이렇게 심신증을 중의학으로 치료한다'라는 식의 내용으로 근거라고 보기엔 어려웠다. 결국 29건 전부 확인해 보았으나, 심신증에 대한 중의학의 질 높은 근거는 찾을 수 없었다.

Psychosomatic disease traditional Japanese medicine으로 검색하자 15건이 검색되었다. 모두 총론이나 증례보고 뿐이었다. Miwa H 그룹의 논문[J Gastroenterol. 2015;50(2):125-39.]도 여기 포함되어 있었는데, 아무래도 FD 치료법 중 하나로 육군자탕을 뽑아 둔 내용이 검색된 것 같다. 그이야기는 이미 소화기 장에서 설명했다.

따라서 PubMed 검색상으로는 중의학이든 일본한방이든 심신증에 관해 이렇다 할만한 근거는 없었다. 줄곧 '한방에서는 심신일여(心身一如)라 하며, 이것은 심신상관(心身相關)이라는 심료내과의 개념과 일치하기 때문에 한방과 심신의학의 관련성은 깊다'라고 말하며 일본동양심신의학연구회라는 조직까지 만들어졌지만, 냉정히 근거를 조사해보면 이 정도였다. 없는 것이나 마찬가지이다. 또한 이 일본동양심신의학연구회라는 곳, 시험 삼아 2번 정도 얼굴을 비춰봤는데, EBM과는 거리가 멀었다. 게다가 학문과는 거리가 먼 내용이어서 기가 찬 채로 돌아왔다. 심신의학에 한방이 듣는다는 것은 상당히 확신이 섞인 주장이라 하지 않을 수 없었다. 사실 본디 WHO 질환정의인 ICD에 수록되어 있지도 않은 '심신증'을 '치료한다'라는 의미에서부터 다시 생각해보지 않으면 이 이야기는 시작할 수가 없다. 하지만 그것은 이 책의 범주를 넘어선다.

그렇다면 심신증에 한방약은 전혀 효과가 없는 것일까? 그렇게 생각하지는 않는다. 혈압이 스트레스로 인해 변한다는 것은 누구나 알고 있는 사실이다. 최근의 고혈압 치료는 대부분이 메가스터디(mega study) 결과에 기반하여 시행하는 것이 기본이지만, 한방에 대해 알고 있는 가고시마의 사이토 히로시 의사는 고혈압 치료에 대해 Facebook에서 내게 이렇게 이야기해주었다.

'나는 교감신경이 긴장된 사람(빈맥이나 기외수축 다발)에게는 비소프로롤이나 카르베디롤을 사용합니다. β차단제의 경우, 후발품은 효과가 충분치 않다는 느낌을 받고 있습니다. 수체(水滯)가 있는 사람에게는 이뇨제. 특히, 야간에 소변량이 늘어나는 사람에게는 티아지드. 혈청칼륨수치가 낮은 사람에게는 알닥톤이나 에플레레논. 심부전이 있는 사람에게는 루프이뇨제를 사용합니다. 말초가 조이는 사람에게는 칼슘통로차단제를 제1선택약으로 사용합니다. ACE억제제는 제1선택으로 add on합니다. 마른기침이 생기면 ARB로 변경합니다. 이완기혈압이 높은 사람은 어혈이 있는 사람이 많으므로 통도산이나 계지복령환을 병용합니다. 어깨결림, 목결림이 혈압과 연동되어 나타나는 사람, 혈허한 사람에게는 칠물강하탕을 병용합니다. 상기(上氣)나 불면이 있다면 황련해독탕을 병용합니다.'

이것은 서양의학과 한방의학에 모두 통달한 사람만 할 수 있는 말이다. '심신증'이라는 용어만으로는 이야기할 수 없다. '고혈압'이라는 한 가지 현상에 대해 서양의학적 해석과 한방의학적 해설을 자유자재로 조합하여 실제 임상을 해나고 있다. '수체'라는 한방의 개념과 '이뇨제'라는 서양의학 개념이 사이토 의사의 머릿속에서는 모순 없이 연동되고 있는 것이다. 고혈압 관련 서적에는 혈압강하제를 3가지 사용해도 조절이 안되는 경우 2차성 고혈압을 의심하여 전문의에게 소개하도록 적혀있다. 하지만 실제로는 2차성 고혈압이 배제되더라도 조절이 어려운 경우가 많다. 사이토 의사처럼 서양의학과 한방의학 양쪽에 통달했다면, 그런 증례에도 다양한 대처 방식이 있다. 하지만 그것은 고혈압에는 '어떤 탕~' 이런 방식으로는 도무지 불가능한 이야기이다. 이런 이야기는 '심화상항(心火上亢)에는 황련해독탕' 같은 중의학 상식에 기초하여 나오게 되는 이야기인 것이다. 중의학의 기본을 안다면 이런 고혈압 치료도 가능해지게 된다.

이미 언급한 것처럼 나는 기본적으로 고혈압 치료에 한방약을 사용하지는 않는다. 총사망률, 심장질환 발생률, 뇌혈관질환 발생률 개선 등의 데이터가 부족하기 때문이다. 하지만 눈앞에 있는 환자의 혈압이 내려가지 않는다면 이야기는 달라진다. 어떻게든 너무 높은 혈압을 내릴 수 있다면 좋은 것이다. 한방의학, 중의학을 알고 있으면 혈압약만으로는 내려가지 않는 혈압도 내릴 수 있게 된다는 것은 일반내과의로서 알아두는 것이 좋겠다. 그리고 어떻게 해도 혈압 조절이 되지 않는 본태성 고혈압을 맞닥뜨린다면, 한방전문의에게 소개해 보는 것도 한 가지 방법이 될 수 있다.

나 자신의, 이라고는 하나 정확히는 내 스승의 증례를 하나 소개한다. 내게 한방의 첫걸음을 걷게 해준 분은 시오가마에 있는 사카종합병원 한방내과의 카미 히사카즈 선생이다. 선생 외래에 배석했을 때, 도호쿠대 제2내과에서 고혈압 환자가 한 분 소개되어 왔다. 도호쿠대 제2내과라고 하면 지금은 신고혈압내분비내과이다. 고혈압 일류라 불리는 곳이다. 여기서 열심히 치료해 보았지만 치료가 되지 않는다, 2차성 고혈압은 배제되어서 한방으로 어떻게든 해 볼 수 있지 않을까 한다며 소개를 했다. 아직 ARB는 사용해보지 않았지만, 칼슘통로차단제와 β차단제, 이뇨제와 ACE억제제가 전부 처방되어 있었는데, 이렇게 복용을 해도 수축기 혈압이 160~180mmHg, 이완기혈압은 90~100에 해당하는 40대 남성이었다. 초진 시 문진을 한 뒤, '아 이것은 아무래도 일에서 온 스트레스가 심한 것이구나'라고 나는 생각했다. 아무래도 오장 중 '간'에 작용하는 약을 처방해 보면 되겠구나 하고 생각하고 있는데, 아니나 다를까 카미 선생은 대시호탕을 처방했다.

대시호탕(시호 · 생강 · 황금 · 작약 · 반하 · 내조 · 시실 · 대황)은 원래 《상한론(傷寒論)》에서 소양병기에 사용되어 온 처방인데, 시호, 황금 조합은 소간해울(疏肝解鬱) 작용을 하며, 작약, 반하는 이기작용이 있고, 대황은 활혈청열(活血淸熱)하기 때문에 간기울결(肝氣鬱結)하여 화열(化熱)한 경우 사용하기 좋다. 곧 스트레스가 쌓여 상기되거나 혈압이 오르는 경우에 사용하는 것이다. 이 환자는 이것을 복용하기 시작하고 1개월 만에 혈압이 내렸고, 1일 3회에서 2회로 감량한 뒤, 뒤 이어 반년 후에는 대시호탕을 중단하게 되었다. 한방적으로는 '이론 그대로'라 할 수 있었으며, 도호쿠대 제2내과가 두 손 다 든 고혈압을 한방약 한 가지로 어렵지 않게 치료해 버린 것에 사실 혀를 내둘렀다. 바로 이런 고혈압일 때, 한방약을 사용하는 것이다.

여성병태

이 책의 테마는 '일반내과 한방진료'이므로 여성 특유의 병태를 어디까지 다룰 것인지 고민한 부분도 있지만, 내과가 전신의 폭넓은 호소를 다루는 진료과인 이상, 갱년기증후군, 월경곤란증, 월경전증후군 등의 증상으로 외래에 내원하는 환자가 있을 것이기 때문에 본 장을 마련해두었다. 실제로 내과의인 내(우에노) 한방외래는 진료환자의 약 80%가 여성이며, 여성 특유의 병태에 대한 한방치료를 할 기회도 적지 않다. 여기서는 갱년기장애, 월경곤란증, 월경전증후군을 다루겠다. 다만 내과외래에서 자궁, 난소 등 여성생식기 진찰을 시행하는 것은 아무래도 곤란하기 때문에 하복부통이나 성기출혈 등을 다룰 경우에는 자궁경부암 같은 악성종양을 배제하기 위해서라도 부인과 진료를 추천해야 함을 잊지 말았으면 좋겠다.

갱년기장애

Menopause, traditional Chinese medicine으로 PubMed 검색을 해보면 208건이 검색된다. RCT로 한정하면 32건이다. 우선 눈에 띄는 것은 침구치료 보고가 많다는 점이다. 이 논문들을 통해 갱년기장애에 동반된 불면, 안구건조, 혈관운동장애 등에 대한 침치료가 유효함을 알 수 있었다[Sleep. 2017;40(11).], [Int J Nanomedicine. 2017;12:1663-71.], [J Altern Complement Med. 2014;20(7):550-7.].

또한 한방약과 침구를 병용하는 것이 한방약 단독요법보다 우수하다는 보고도 여러 건 있어, 일본 의료현장에서는 제도상, 한방약 투여와 침구치료를 동시에 시행하는 것이 조금은 어렵다는 것이 안타깝다(역자 주: 한국 의료현장은 한의사가 한약과 침구치료를 동시에 진행할 수 있다는 점이

다르다). 뭐, 해볼 생각이 조금이라도 있다면 침구치료를 같이 할 수 있게 제대로 공부해서 스스로 침구치료를 해보는 것도 좋을 텐데, 아쉽게도 현재 일본의 의학교육현장에서 침구치료 관련 교육을 받을 기회는 거의 없어, 침구치료의 효과에 대해 회의적인 의사들이 많아졌다는 생각이 드니 너무 슬프다[Menopause. 2014;21(1):15-24.], [Altern Ther Health Med. 2011;17(4):48-53.], [Chin J Integr Med. 2010;16(6):498-503.].

한방약을 이용한 치료로 눈을 돌려 보자. Danzhi Qing'e formula, Erzhi formula 및 2 방제 병용이 유효하다는 보고[Menopause. 2016;23(3):311-23.], Xiaoyao pill이 갱년기장애 여성의 우울로 인한 식욕부진에 유효하다는 보고[World J Gastroenterol. 2014;20(4):16739-44.], Zhi-Mu14가 갱년기장애의 안면홍조와 QoL 개선에 유효하다는 보고[Menopause. 2014;21(1):15-24.], Jiawei Qing'e Fang이 비슷하게 갱년기장애의 안면홍조와 QOL 개선에 유효했다는 보고[Menopause. 2012;19(2):234-44.], Zhi Bai Di Huang Wan이 호르몬 보충요법 보다 못한 플라세보와 비교했을 때 안면홍조 경감에 유효했다는 보고 등이 있다[Maturitas. 2007;58(1):83-90.].

이에 비해 일본 한방약 치료효과를 보여 준 보고는 놀랄 정도로 적었다. 일본에서 보험진료용으로 사용되는 처방으로 한정하여 살펴보면, Yasui 그룹이 계지복령환(계피·복령·목단피·도인·작약)과 가미소요산(당귀·작약·출·복령·시호·목단피·산치자·감초·박하·생강)이 안면홍조가 있는 여성에서 각각 73.7%, 69.2%의 유효율을 보였고, IL-8 같은 사이토카인 레벨에 영향을 미친다는 내용을 보고했지만, 대조군, 무치료군이 설정되지 않아 엄밀히는 계지복령환, 가미소요산의 효과 유무를 명확히 언급하기는 어렵다[Menopause. 2011;18(1):85-92.].

Ushiroyama는 계지복령환이 호르몬 보충요법에 비해 하반신 냉증을 동반한 안면홍조에 유효하다고 보고했으나, 계지복령환의 증상개선 크기는 호르몬 보충요법의 1/4 정도였다는 점을 고려하면 해석이 어려운 측면이 있다[Am J Chin Med. 2005;33(2):259-67.].

반면, 아쉽게도 계지복령환의 갱년기장애에 대한 효과는 재현이 불가능했다는 보고도 있다. 이것은 45~58세 미국인 폐경 후 여성 178명을 대상으로 계지복령환 엑기스제의 유용성을 검토한 무작위, 이중맹검 위약 대조 제2상 시험이었는데, 본 연구에서는 계지복령환 엑기스제를 7.5g/일 또는 12.5g/일로 12주간 투여한 결과, Mayo Clinic Hot Flash Diary, Greene Climacteric Index 및 Pittsburgh Sleep Quality Index 상 위약과 유의한 차이가 없었고 (P=0.990), 갱년기증상을 개선하거나 수면의 질 향상을 이루지는 못했다고 결론을 냈다. 안타깝게도 이 연구에서는 계지복령환 엑기스제 복용 후 참가자의 20%가 설사를 경험했다[Menopause. 2011;18(8):886-92.].

 자, 이렇게 근거에 주목하여 갱년기장애에 대한 한방치료를 생각해보면, 일본의 의료용 한방엑기스제를 사용하여 갱년기장애를 낫게 할 수 있을 것인가 조금은 자신이 없어지는데, 실제 임상에서의 유용성은 높다고 느끼고 있으며, 실제로 여러 임상현장에서 한방약을 사용하고 있다. 일본어문헌이기는 하나, 갱년기장애에 대한 한방요법과 호르몬보충요법의 효과를 비교하여, 종합적 효과로써 효과가 있다는 답변률이 호르몬보충요법 78.0%, 한방요법 68.6%로 거의 동등했다며 한방치료의 유효성을 보여준 보고도 있다[산부인과한방연구의 흐름(産婦人科漢方硏究のあゆみ) 23;35-42. 2006.]. 이어서 이 연구는 당귀작약산(당귀·천궁·복령·출·택사·작약), 가미소요산, 계지복령환을 비수증적으로 사용하여 효과를 비교하였는데, '효과 있음'이라는 답변률이 당귀작약산 65.2%, 가미소요산 74.0%, 계지복령환 70.8%로 3처방 간 유의한 차이는 나타나지 않았다. '갱년기장애'라는 병명투여로 한방치료를 시행하는 것의 한계를 보여준다고도 이야기할 수 있겠으나, 역으로 말하면 '갱년기장애'에는 당귀작약산, 가미소요

산, 계지복령환 중 어느 처방이든 병명투여를 하면 60~70%의 환자는 개선된다고도 이야기할 수도 있겠다. '60~70% 정도의 치료성적이면 충분!'이라고 생각한다면 이 3처방 중 하나만 알아두어도 좋겠다.

갱년기장애에 대한 한방약 사용법

지금부터는 조금 더 각 방제의 특징을 토대로 사용법을 알아보고 싶을 때 참고하길 바란다. 한 마디로 딱 갱년기장애라고는 하지만, 워낙 다양한 증상이 있으므로 한방약 치료를 할 경우에도 주요 증상에 따라 처방 사용법을 알아두는 것이 좋다고 생각한다. 간이 갱년기지수(SMI)라는 척도는 이때 유용한데, 증상의 정도나 개선정도를 파악하기에 유용할 뿐 아니라, 그 질문항목은 한방처방 선택의 힌트가 되기도 한다.

'얼굴이 달아오른다', '땀이 많이 난다', '화를 잘 내고 바로 초조해한다' 같은 증상이 눈에 띌 때의 제1선택 약은 가미소요산이다. 쯔무라 가미소요산 엑기스제 3포를 3회로 나누어 복용시키거나, 크라시에 가미소요산 엑기스 3포를 3회로 나누어 복용시키는 것에 큰 차이는 없다고 생각되나, 이 두 회사의 제품은 창출을 사용했느냐, 백출을 사용했느냐의 차이가 있다. 증상에 변동이 있고, 발작적으로 훅! 더운 느낌이 들고는 하는 동적인 요소가 강한 상기감을 호소하는 경우가 전형 증례이다.

상열과 발한보다 초조함이 위주일 때는 억간산(당귀 · 조구등 · 천궁 · 창출 · 복령 · 시호 · 감초) 쪽이 나을 수도 있으며, 가미소요산 엑기스제 3포를 기본으로 투여하면서, 초조함이 심할 때 억간산 엑기스제 1포를 바로 복용하게 하는 것도 좋다. 또한 변비를 동반한 경우에는 도핵승기탕 엑기스제 1포(도인 · 계피 · 대황 · 망초 · 감초)를 취침 전에 추가하여 대변을 시원하게 해두는 것도 이 패턴인 환자 증상을 경감시키는데 유용하다.

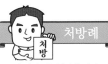

처방례

가미소요산 엑기스제 3포 3회로 나누어 매 식전, 억간산 엑기스제 1포, 수면 전. 2주 정도면 효과를 확인할 수 있다.

'허리, 손발이 자주 차갑다', '자주 피로하다'는 증상이 심할 때는 혈허 (血虛)로 생각하여 보(補)하는 편이 좋다. 제1선택 약은 당귀작약산으로 쯔무라 당귀작약산 엑기스제 3포로 처방한다. 당귀작약산 투여로 호전 이 되지 않고, 오히려 쉽게 피로함이 더욱 눈에 띌 때는 인삼탕 엑기스제 (인삼 · 감초 · 창출 · 건강)나 육군자탕 엑기스제(인삼 · 창출 · 복령 · 반 하 · 진피 · 대조 · 감초 · 생강) 또는 홍삼 가루 등을 병용하여 보비(補脾) 를 통해 기허(氣虛)도 보하면 좋다. 냉증이 심하며 특히 명치부에 타각적 인 냉감이 느껴질 때는 인삼탕, 냉증보다 담음(痰飮) 증상, 곧 위부진수음 이나 위불편감 등의 증상이 심할 때는 육군자탕을 심부전 경향 등이 있어 감초 함유처방을 피해야 할 때는 홍삼 가루를 선택하는 것이 포인트이다.

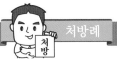

처방례

당귀작약산 엑기스제 7.5g 3회로 나누어 복용, 인삼탕 엑기스제 3포 3회로 병용. 4주 정도 복용하고 효과 판정을 시행한다.

'잠버릇이 나쁘다, 또는 얕은 잠을 잔다', '끙끙거리거나 우울해지는 경 우가 있다'는 경향이 심할 때는 기체(氣滯)로 생각한다. 제1선택 약은 귀 비탕 엑기스제(황기 · 산조인 · 인삼 · 백출 · 목령 · 원지 · 대조 · 당귀 · 감초 · 생강 · 목향 · 용안육)로 3포를 3회로 나누어 쓴다. 상열감 호소도 동반된다면 가미귀비탕 엑기스제(인삼 · 백출 · 복령 · 시호 · 산조인 · 용 안육 · 황기 · 당귀 · 산치자 · 원지 · 대조 · 감초 · 목향 · 생강) 3포 3회로 나누어 복용하게 한다. 이 패턴의 환자는 수면장애가 개선되면 안면 상열감과 발한증상을 심하게 호소하게 되는 경우가 많은데, 아무래도 이 증상이 가미소요산을 사용할 병태와 교대로 나타나는 경우가 많지 않나 생각한다.

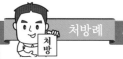

처방례

귀비탕 엑기스제 3포 3회 매 식전. 4주 정도 만에 수면의 개선, 권태감 개선 등이 가능해지는 경우가 많다.

'숨참, 두근거림', '어깨결림, 요통, 수족통증 있음' 등의 호소가 심할 때 제1선택 약은 온경탕(맥문동 · 반하 · 당귀 · 감초 · 계피 · 작약 · 천궁 · 인삼 · 목단피 · 오수유 · 생강 · 아교)이다. 온경탕 엑기스제 3포 3회로 나누어 복용. 구순부 건조, 수족번열감 등이 있으면 전형적이나, 꼭 있지 않더라도 괜찮다. 피부와 점막의 건조경향이 있으며, 말라버린 듯 야윈 경향의 환자에게 잘 듣는다.

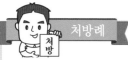

처방례

온경탕 엑기스제 3포 3회 매 식전. 비교적 효과 발현이 빠르다. 2주 정도면 상열감 경감, 구순건조 경감 등이 가능하다.

'어깨결림, 요통, 수족통' 위주이며, 실제로 류마티스관절염을 의심할 만한 관절염증상을 호소할 경우에는 계지가영출부탕(계피 · 작약 · 대조 · 복령 · 백출 · 생강 · 감초 · 부자) 엑기스제 3포나 오적산(창출 · 진피 · 당귀 · 반하 · 복령 · 감초 · 길경 · 지실 · 계피 · 후박 · 작약 · 생강 · 천궁 · 대조 · 백지 · 마황) 엑기스제 3포를 사용한다. 그리고 갱년기는 여성 결합조직질환의 후발연령이기도 하므로 갱년기 관절증일지, 진짜 류마티스관절염일지는 제대로 감별해 둘 필요가 있다.

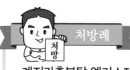

계지가출부탕 엑기스제 3포 3회 매 식전. 4주 후 평가.

    비슷하게 '어깨결림, 요통, 수족통'이 있어도 동시에 '두통, 어지럼, 구역'을 동반한 경우에는 계지복령환 엑기스제 3포를 3회로 나누어 복용하는 것이 좋다. 계지복령환은 혈어(血瘀) 또는 어혈로 표현되는 혈 순환의 막힘을 개선하는 대표처방이며, 사실 두통 같은 기역(氣逆) 증상과 어지럼 구역 같은 수체(水滯) 증상을 치료하는 힘도 가지고 있다. 온경탕보다도 기역 증상이 강하고, 상열감이 있으나, 그 상열이 고정적, 정적인 경우이며, 가미소요산을 사용할 경우 같이 발작성 상열은 아니다. 항상 훅!하고 상열감이 있다고 호소하는 경우 계지복령환이다. 기후 변동으로 두통, 어지럼, 구역의 악화를 호소하기도 하는데, 그 경우에는 계지복령환 엑기스제 3포 3회로 나누어 복용하는 것을 기본으로 하며, 오령산 엑기스제 1포를 증상이 있을 때마다 바로 병용하게 하여 수체에 대한 효과를 보다 높여줄 수 있다.

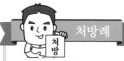

처방례

계지복령환 엑기스제 3포 3회 매 식전, 어지럼, 두통일 때는 오령산 엑기스제를 1포씩 복용.

    그리고 사족일 수 있으나, 근래 산치자 장기복용이 장간막정맥경화증과 관련이 있음을 시사하는 보고가 늘고 있는데, 가미소요산과 가미귀비탕은 산치자 함유처방이라는 것을 일단 염두해 둘 필요가 있다. 따라서 막연히 장기 투여하는 것은 피하는 것이 좋겠다.

제12장

여성병태

월경곤란증

다음은 월경곤란증에 대해 검토해보자. Dysmenorrhea, traditional Chinese medicine으로 비슷하게 PubMed 검색을 하면 170건이 보고되어 있으며, 이 중 RCT는 프로토콜을 제외하면 26건이었다. 놀랄 수밖에… 아니, 이제 당연하다고 이야기하는 편이 나을 수도 있겠는데, 20건이 침구치료 보고였고, 한방약 보고는 6건뿐이었다.

침구치료 관련 보고를 잠시 살펴보자. 우선 뜸의 월경곤란증에 대한 효과 관련 보고가 있었다. Yang그룹은 관원(CV4), 신궐(CV8), 삼음교(SP6)에 1일 1회 7일간 뜸 시술을 하면 이부프로펜과 동등한 월경통 경감 효과가 있었다고 보고했다. 본 연구에서 시행한 시술은 침구사가 시행했으나, 이들 경혈에 대한 뜸 시술은 익숙해지기만 하면, 스스로도 할 수 있으므로 월경통으로 고생하고 있는 여성이 있다면 스스로 시도해보아도 좋을지 모르겠다[PloS One. 2017;12(2):e0170952.].

침치료의 유효성에 대해서는 여러 보고가 있지만, 대표적인 것만 다루겠다.

Ma그룹은 원발성 월경곤란증 환자 600명을 대상으로 월경 전에 치료할지, 월경통 발생 직후에 치료할지, 그리고 십칠추(EX-B8) 한 경혈에 치료할지, 복수의 경혈(삼음교(SP6), 지기(SP8), 차료(BL32), 십칠추(EX-B8))에 치료할 지에 따라 총 4군으로 나누고, 무치료군도 설정하여 3개월간 시술한 치료 효과를 검토했다. 그 결과, 침치료는 어떤 방법으로 시행하든 무치료군에 비해 월경통을 완화했으며, 치료 효과는 시술 3개월 후까지도 지속됨을 확인했다. 또한 십칠추(EX-B8) 한 경혈에 의한 급성통증완화 효과는 시술 후 5분이면 나타나는 것을 확인하였고, 복수의 경혈을 이용한 치료로는 월경 전부터 시술을 하는 편이 월경통 중증도를 완화하며, 월경통 직후에 시술하는 것보다 효과가 우수한 것으로 밝혀졌다[J Ethnopharmacol. 2013;148(2):498-504.].

이에 비해 한방약의 치료 효과 근거는 매우 안타깝다. 우선 PubMed에서 검색된 6건 중 2건은 각각 Si Wu Tang과 중국전통약(당귀, 작약, 현호색)이 월경곤란증에 대해 유효성을 보이지 못했다는 보고이다. 모두 제대로 된 디자인된 질 높은 연구였는데 한방의로서 정말 매우 유감스러운 결과였다[PLoS One. 2007;2(8):e719.], [Fertil Steril. 2006;86(3):762-4.].

한방약이 유효했다는 4건 중 2건은 중국어문헌이었고, bushen huoxue sanyu, 및 tongjingning granule의 유효성을 서술했으나, 일본 보험진료에서는 사용할 수가 없는 처방이다[Zhongguo Zhong Xi Yi Jie He Za Zhi. 2014;34(11):1302-5.], [Zhongguo Zhong Xi Yi Jie He Za Zhi. 2005;25(7):608-11.].

남은 2건은 모두 당귀작약산을 사용한 일본 보고이다.

Kotani그룹은 허증, 음증, 한증, 어혈 월경곤란증 환자에게 당귀작약산의 유효성을 검토하여, 당귀작약산을 통해 VAS에서의 자각증상 개선과 월경통에 대한 디클로페낙 나트륨 투여량 감소를 보였다고 보고했다[Am J Chin Med. 1997;25(2):205-12.].

또 다른 1건에서는 Akase그룹이 철결핍성 빈혈을 동반한 월경곤란증에 대해 철분제와 당귀작약산을 비교하여, 당귀작약산이 철결핍성빈혈을 개선시키지는 못했으나, 안색불량이나 스푼형 손톱, 어지럼, 두통, 어깨결림 등의 증상은 개선시켰다하여, 자궁근종에 동반된 경도 또는 중등도 빈혈의 증상을 개선시키기 위해서는 당귀작약산이 유용하다고 결론지었다[Yakugaku Zasshi. 2003;123(8):817-24.].

제12장
여성병태

음… 여기까지 근거를 살펴보면, 당귀작약산 만이 유일한 희망 같다는 느낌이 드는데, 내가 20년간 한방전문의 생활을 하던 중에 '덕분에 월경통이 너무 편해졌습니다!' 라며 환자가 기뻐해주는 모습을 몇 번이나 보았던 것이 환상 같다는 느낌이 든다. 하지만 근거가 없다는 것이 반드시 유효하지 않다는 것을 의미하는 것은 아니며, 월경통처럼 아픈지, 아프지 않은지 단기간에 확실히 알 수 있는 병태에 대해서는 우선 시도해보자는 자세도 반드시 틀렸다고는 할 수 없다. 마음을 다잡고 내 실제 진료방식에 대해 설명하겠다.

우선, 월경곤란증 환자에게 제1선택 약으로 사용하는 것은 당귀작약산이다. 월경통 등 월경에 동반된 트러블을 호소하는 여성 대부분은 마른 체형이며, 냉증이 있고, 월경 시 부종경향인 경우가 많다. 이런 경우, 당귀작약산 엑기스제 3포 3회로 나누어 투약하면 크게 틀릴 일은 없다. 당귀작약산으로 증상이 경감되지 않고, 수족냉증이 개선되지 않을 때는 부자를 추가하면 좋다. 산와 당귀작약산부자 엑기스제 3포 3회로 나누어 복용으로 처방하든지, 부자 가루 1.5~3g을 당귀작약산 엑기스제에 병용하도록 처방한다.
부종 경향이 없고, 수족냉증이 현저하며 겨울이 되면 알레르기나 가벼운 동상으로 고생하는 여성일 경우에는 당귀사역가오수유생강탕(당귀·계피·작약·목통·세신·감초·오수유·대조·생강)이 좋다. 월경 시 두통을 동반한 경우에도 유용하다.

이에 비해 대조적으로 체격이 양호하며 근육질인 여성의 월경통이나 월경과다에는 계지복령환이 좋다. 계지복령환 엑기스제 3포 3회로 처방한다. 체격이 좋고 나쁜지에 따라 허증인지 실증인지 판단하는 것은 본래의 한방이론에서 보면 넌센스이나, 특별히 월경곤란증에서는 체격이 처방 선택의 중요한 요소가 된다.

당귀작약산 엑기스제 3포 3회로 나누어 복용. 1개월 정도 만에 수족냉증 경감 등의 자각증상 경감을 보이는 경우가 많다. 월경통에 대해서는 달에 따라 증상의 강도가 달라질 수 있기 때문에 평가가 어렵지만 3개월 정도 경과를 보아야 한다.

계지복령환을 사용할 경우와 비슷하게 체격이 양호[주]하며, 과다월경이 있고, 상열경향이 더욱 강하며, 얼굴이 새빨갛게 되어 있을 경우에는 황련해독탕(황련·황금·황백·산치자)으로 처방한다. 쯔무라 황련해독탕 3포 3회로 나누어 복용하게 하면 좋은데, 코타로 황련해독탕 캡슐 6캡슐을 3회로 나누어 복용하게 하는 것도 한방약 특유의 맛을 좋아하지 않는 환자에게는 좋겠다.

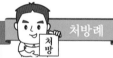

계지복령환 엑기스제 3포 3회로 나누어 복용. 4주 정도 후에 효과 판정한다.

계지복령환이나 황련해독탕을 사용할 타입과 비슷하게 체격이 양호하며 근육질인 여성 환자에서 대변 이상도 동반된 경우에는 도핵승기탕이 좋다. 심한 변비가 있다면 도핵승기탕 엑기스제 3포 3회로 처방하나, 사하효과가 강하므로 3포를 복용하면 설사를 해버리는 환자도 적지 않다. 나는 계지복령환 엑기스제 3포 3회 매 식전, 도핵승기탕 엑기스제 1~2포 1회 취침 전으로 병용하도록 처방하는 경우도 많다. 비슷하게 변비가 있고, 우울 경향이 심한 경우에는 통도산(당귀·대황·망초·지실·후박·진

주: 여기서 체력이 좋다는 것은 '딱 보았을 때 건강해보임'이라는 의미이다.

피 · 목통 · 홍화 · 소목 · 감초)이 좋다. 이 처방은 도핵승기탕에 비해 사하작용은 약하여, 통도산 엑기스제 3포 3회로 처방했을 때 격심한 설사를 경험할 일은 거의 없다.

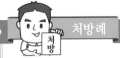
처방례

도핵승기탕 엑기스제 3포 3회, 다만 설사할 경우에는 적절히 감량하여 복용하게 함. 대개, 2일 만에 변비는 치료된다. 오히려 설사에 주의가 필요하다.

월경전증후군

Pubmed

마지막으로 월경전증후군(premenstrual syndrome: PMS)에 대해 검토하겠다. PubMed에서 Premenstrual Syndrome, Traditional Chinese medicine을 검색하면 총 39건이 나온다. 이 중 clinical trial은 4건이며, 1건은 월경전증후군의 중의학적 변증에 대해 검토한 보고였다. 이 연구는 이 연구대로 객관화하기 위한 중요한 작업이고 흥미롭지만 약간 난해하여 여기서는 자세히 다루지 않기로 하겠다[Biomed Res Int. 2017;2017:4595016.].

남은 3건이 중재개입시험이었으며 1건은 한국에서 손에 시행한 침치료와 구치료의 유용성을 보여준 보고이며, 1건은 '기치료(태극권 같은 내기공요법, 기를 단련한다는 운동요법)'의 유용성을 보여준 보고였다[West J Nurs Res. 2009;31(2):171-66.]. [Int J Neurosci. 2004;114(8):909-21.].

한방약을 이용한 것으로는 중성약을 이용한 보고가 1건이었는데, 간기울결(肝氣鬱結), 간신음허(肝腎陰虛), 간비부조(肝脾不調), 심비양허(心脾兩虛), 그 외 변증에 따라 중성약(소요산, 가미소요산, 삼령백출산, 귀비탕을 중심으로 울금, 향부자, 여정자, 묵한련, 국화, 맥문동, 생지황, 숙지황, 계지, 저령, 소맥 등을 가감)을 사용함으로써 월경 전 신체적 및 심리적 증상, 우울, 불안과 분노 경감에 유효했다고 보고했다[J Psychosom Obstet Gynaecol. 2008;29(3):185-92.].

이렇게 또 한방치료 근거는 거의 없다는 결론이다. 그렇다면 실제로는 어떻게 대처해야 할까?

우선 역시 여성의 병태이므로 부인과 3대처방인 당귀작약산, 가미소요산, 계지복령환은 빼놓을 수 없다. 갱년기장애나 월경곤란증 항목에서 상세히 다루었듯이 야위고 사지가 냉하다면 당귀작약산, 발작적 상열과 초조가 있다면 가미소요산, 상반신으로 열이 달아오르며 냉하고 체격이 튼튼하다면 계지복령환을 기본 처방으로 선택하여 사용한다. 이것만으로 PMS의 파도에서 평온해지는 환자도 있다.

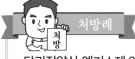

처방례

당귀작약산 엑기스제 3포 3회 매 식전. 4주 정도 만에 평가.

하지만, 이 처방들을 복용하더라도 월경 전이 되면 다양한 증상이 나타나는 여성이 적지 않다. 그런 경우, 월경 1~2주 전에만 나타나는 증상에 대한 추가 처방 한 가지를 병용하게 한다. 예를 들어 초조함이 심하다면 억간산, 미묘하게 슬픈 기분이 들어 눈물이 나버리고는 한다면 향소산(향부자 · 소엽 · 진피 · 감초 · 생강), 기분이 가라앉고 인후에 뭔가 걸린 듯한 느낌이 들 때는 반하후박탕(반하 · 후박 · 복령 · 소엽 · 생강), 갑자기 두근거리거나 공황발작이 일어나거나 할 때는 영계출감탕(복령 · 계피 · 백출 · 감초) 같은 조합을 쓰는 것이다. 그 외에도 PMS 증상으로 소화기 증상이 눈에 띄는 경우에는 소화기질환장에서 거론한 반하사심탕, 육군자탕, 복령음합반하후박탕(복령 · 창출 · 인삼 · 생강 · 진피 · 지실 · 반하 ·

후박 · 소엽), 평위산(창출 · 후박 · 진피 · 대조 · 감초 · 생강) 등도 사용하며, 변비가 심해지면 마자인환(마자인 · 행인 · 작약 · 지실 · 후박 · 대황)이나 도핵승기탕을 사용한다. 요약하자면 PMS일 때 나타나는 신체 증상에 맞춰 적절한 처방을 선택하여 사용해야 하며, 상세한 것은 각 장의 내용을 참고해주길 바란다.

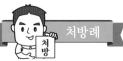

처방례

억간산 엑기스제 3포 3회, 월경 1주 전 초조해지는 시기부터 복용. 월경주기 1회 경과 후 효과 유무는 판정할 수 있다.

약간 특수한 경우로 PMS 증상이 심하더라도 일이나 가사 등을 무리하게 하다가 오히려 피곤해지는 환자도 있다. 힘들다고 좀처럼 말하기 어려운 환경에 놓인 여성에서 이런 경우가 많다. 그런 경우에는 부인과 3대 처방이 아니라, 시호계지건강탕(시호 · 황금 · 괄루근 · 계피 · 모려 · 감초 · 건강)을 기본 처방으로 사용하는 것이 좋다.

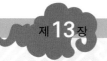

잡병

　이상으로 거의 내과학 교과서에서 다루는 각 분야에 대한 해설을 마치겠다. 음, 혈액병학이 없나? 그렇다. 사실, 혈액질환은 나로선 매우 어려운 분야이다. 전문의시험을 준비하면서도 몇 번 도전해 보았지만 사실 잘 모르겠다. 다른 분야라고 해서 뭐 더 잘 아는 것은 아니지만, 혈액은 뭐라고 하면 좋을까… 애초에 무리다. 물론 철결핍성빈혈에 철분제를 처방할 정도는 한다. 하지만, 여기에 한방이 개입할 여지는 없다. 스스로가 전혀 잘 알지 못하는 분야에 대해선 사실 책을 쓸 수 없다. 그래서 생략하기로 한다. 마지막으로 이 장에서는 질환이라고까지는 할 수 없지만, 일상 내과 임상에서 종종 만나게 되는 다양한 증상, 증후를 하나씩 다루고자 한다. 이 장은 이른바 '기타'이므로 그다지 어려운 해설은 하지 않겠다. 슬슬 독자 여러분도 피곤해질 것 같다. 근거에 대한 이야기보다는 일상진료의 요령을 간단히 적어보겠다.

냉증

　우선 냉증. 냉증은 전저《고령자 한방진료》에도 써둔 것처럼 ICD10 상 '질환'은 아니다. 증후이다. ICD11부터 질환 중 하나로 들어가게 된다. 전저《고령자 한방진료》는 고령자 진료를 위한 책이었으므로 냉증 대표처방으로 팔미지황환을 들었으나, 일반내과라고 하면 조금 달라진다. 요즘 젊은이들은, 이런 말을 하면 늙어버린 것이겠으나, 실제 요즘 젊은이들이 오히려 냉증이 많다. 하지만 이런 젊은이들에게 무턱대고 팔미지황환을 줄 수는 없다. 조금 더 폭넓은 변증이 필요하다.

　팔미지황환이 유효한 냉증은 신허(腎虛) 냉증이다. 중의학으로 이야기하면, 신양허(腎陽虛)이다. 냉증에는 이외에 기허, 혈허, 기혈양허, 간기울결, 혈어, 신정부족 등 다양한 원인이 있다. 이것을 하나하나 감별해가지 않으면, 냉증 치료는 불가능하다. 용어 하나하나에 대해서는 이미 몇 차례 이야기를 했고, 설명도 했다. 익숙해지는 것은 몇 차례 더 책을 반복해 읽다보면 가능할 것이므로 여기서는 추가적인 해설을 하겠다.

기는 생명에너지, 또는 그 에너지의 교환을 매개로 한 signaling이다. 따라서 기허는 에너지 부족이기 때문에 기력이 없다, 쉽게 피로하다, 식욕이 없다, 게으르다 등의 증상을 보인다. 이런 사람은 전신이 냉하면서, 특히 배가 차다. 냉방을 하다보면 배가 차가워져 화장실에 가고 싶어진다. 여기에는 인삼탕을 쓴다. 인삼탕도 안 듣는 경우에는 인삼탕가부자를 사용한다.

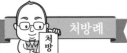

처방례

코타로 인삼탕 3포 매 식후, 또는 여기에 산와가공 부자 가루 1.5g 3회를 추가한다.

혈은 신체를 따뜻하게 하며, 전신에 영양을 운반하는 붉은 액체이다. 혈허는 혈의 기능이 저하된 것이기 때문에 신체 말단이 차가워진다. 혈색이 나쁘고, 살결이 거칠어진다. 손톱이 잘 갈라진다. 눈과 입술색이 나빠진다. 치료는 사물탕이 기본이지만, 복용해보니 위불편감이 생기면 당귀작약산을 쓴다. 혈허가 심하다면 겨울철에 동상에 잘 걸리기도 하는데, 이것을 《상한론(傷寒論)》의 용어를 빌려 표현하자면 '구한(久寒)'이 있는 경우, 당귀사역가오수유생강탕을 쓴다에 해당한다.

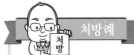

처방례

쯔무라 사물탕 2포 아침저녁 식후, 또는 쯔무라 당귀작약산 2포 아침저녁 식후

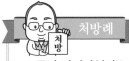

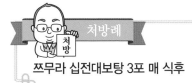
쯔무라 당귀사역가오수유생강탕 2포 아침저녁 식후

기혈양허는 이름 그대로, 기혈이 모두 허한 것이다. 기허, 혈허 양쪽 증상이 함께 나타난다. 기를 보하는 사군자탕과 혈을 보하는 사물탕을 합친 것을 팔물탕이라고 하며, 엑기스제로는 이 처방을 함유한 십전대보탕을 사용한다.

쯔무라 십전대보탕 3포 매 식후

이 처방들은 모두 온복한다.

간기울결 냉증

스트레스로 자율신경실조가 생겨 발생한 냉증이다. 스트레스가 생기면 사지말단이 차가워진다. 차가웠다가 상열감이 있다가를 반복하는 사람도 있다. 또는 상반신이 달아오르는데 하반신은 차다. 가미소요산을 시도해보고, 잘 안되면 억간산가진피반하로 변경한다. 가미소요산이라고 하면 여성 갱년기 약이라 생각해 버리기 쉬우나, 꼭 그렇지도 않다. 스트레스로 인한 냉증이라면 남성에게도 쓴다.

혈어 냉증

갱년기든지, 월경에 관계된 냉증이다. 혈어(血瘀)뿐이라면 계지복령환, 기체혈어(氣滯血瘀)라면 여신산, 혈허혈어(血虛血瘀)이면 당귀작약산이다. 이렇게 이야기하니 잘 모르겠다면, 우선 월경불순이 있는지, 월경통이 있는지를 물어보자. 그런 것이 있고 월경주기에 따라 냉증이 심해진다면 이것은 혈어이기 때문에 일단 계지복령환을 쓴다. 월경혈이 적고 월경이 지연되며 신체가 냉한 사람에게는 당귀작약산을 쓴다. 혈어에 초조, 상반신 열감과 도한이 있다면 기체혈어로 보아 여신산을 사용한다.

소아 냉증

아이들 중에도 차가운 아이들은 차갑다. 대부분은 배가 차다. 신정부족이라 하여, 가지고 태어난 에너지가 원래부터 낮은 경우이다. 신정이 부족하면 그것을 보하면 되는 것 아닌가라고 생각할 수 있겠으나, 신정은 그렇게 간단히 보해지지 않는다. 그래서 우선 위장의 상태, 비위를 조정한다. 비위를 정돈하게 되면 성장하면서 차차 신정도 갖추어져 간다. 소건중탕을 장기적으로 복용하게 한다.

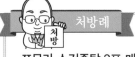

처방례

쯔무라 소건중탕 3포 매 식후, 1년 정도 유지.

냉증에 대해서는 대체로 이런 식으로 진료한다.

피로

피로하다면 일단 쉬는 것이 좋겠지만, 쉬더라도 제대로 잡히지 않는 피로도 확실히 있긴 있다. 예로부터 "허로에는 약용인삼!"이라고 이야기되어 왔는데, 최근 systematic review가 나왔다[J Altern Complement Med. 2018 Apr 6. doi: 10. 1089/acm.2017. 0361]. 역시 약용인삼은 피로회복 효과가 있는 것 같다. 의료용 엑기스제로는 홍삼 가루라는 것이 있다. 이것은 다른 한방처방에 섞어 사용할 때만 보험적용이 된다. 조금 움직이면

피곤해져서 힘들다는 사람들에게는 사군자탕에 홍삼 가루를 추가해 봐도 좋겠다.

어지럼

어지럼은 감별진단이 어렵다. 교과서를 보면, 어지럼의 관련 감별진단이 산더미처럼 적혀있다. 사실 이 내용은 한 내과의가 감당하기 어렵다. 이걸 전부 다 감별할 수는 없다고 생각하지만, 뇌종양 같이 목숨과 관계된 것도 있기 때문에 형식적인 검사는 필요하다. 당연히 이비인후과도 관계되어 있다.

하지만 그런 검진을 위해 다른 과에 진료의뢰를 하더라도 진단이 붙어 돌아오는 어지럼은 실제로 적다. 잘 모르겠는 어지럼이 압도적이다. 그것이 한방치료의 대상이 된다.

어지럼의 원인을 중의학적으로 이야기하면, 수체(水滯)나 비허수체(脾虛水滯), 간풍내동(肝風內動)이나, 간화상염(肝火上炎)이 있다. 요약하자면, 기의 순환이 이상하든지, 진액의 흐름이 이상하든지, 스트레스가 심하면 어지럼이 생기는 것이다. 유명한 영계출감탕은 진액의 흐름이 악화되었을 때의 약이며 복령이 그 역할을 담당한다. 다만, 계지는 기(氣)순환약이며, 백출은 비위를 보하므로 단순함 속에 수(진액), 기, 비위까지 제대로 두루 살펴둔 처방이 되겠다. 이러한 단순한 구성의 약은 대개 오랜 역사를 가지고 있다. 하지만 너무 단순하여 진액은 복령, 기는 계지, 비위는 백출과 감초만으로는 효과가 나지 않을 때도 있기 때문에 후대에 들어 '근본은 비위 기능이 좋지 않을 것이다'라는 사고방식에서 만들어진 것이 반하백출천마탕이다. 이 처방을 만든 사람은 이동원이며, 뭔가 비위를 중요시 한 사람이었다. 보중익기탕의 창시자이기도 하다. 그 이동원이 쓴 《비위론(脾胃論)》 속 반하백출천마탕이 바로 쯔무라 엑기스제이다. 비위를 보하여 진액을 순환시키고, 막힌 진액인 습을 제거하는 약재를 여러 가지 배합해 두었다. 요약하자면 복잡하게 진화한 것이다. 단순한 것이 좋은 사람은 영계출감탕으로 처방해도 좋겠지만, 아무래도 위장 상태가 좋지 않은 사람에게는 반하백출천마탕이 좋겠다.

　간풍내동(肝風內動)이라는 것은 정서가 불안정하여 어지럼이 일어난다는 것이다. 스트레스가 불러일으킨 어지럼인 것이다. 대표약은 조등산이다. 이름 그대로 조구등이 주요 약재이다. 스트레스가 생기고, 혈압이 올라 갑자기 어지럼이 생겼다면 이 처방이 좋다. 하지만 사실 이런 일이 있기 전에 제대로 휴양을 하는 것이 좋지 않을까 한다.

　간화상염(肝火上炎)이란 일본인에게는 조금 설명이 어렵다. 분노가 정점에 달해 어지럼이 생기는 것인데, 일본인들은 그 정도로 감정을 표출하지 않는다. 이전에 상하이의 한 거리를 걷고 있었는데, 중년 여성이 부모라고 생각되는 고령의 부부에게 길가에서 힘껏 소리치는 모습을 보았다. 눈을 치켜뜨고, 입에서 거품이 튀며, 손을 떨고, 얼굴을 새빨개져서는, 바로 쓰러져 버릴 것 같은 자세였다. 이것을 보고 '아! 이것이 간화상염이구나!'라고 느꼈다. 길가에서 다른 사람들 눈은 신경 쓰지도 않은 채 그렇게 울부짖다보면 어지럼도 생길 것 같았다. 그런 상황이 약으로 나을 수 있을지는 사실 잘 모르겠다(성격은 약으로 낫지 않는다). 사용한다면 황련해독탕이다.

이명

스트레스성 이명이면 역시나 조등산이 좋다. 다만 연령이 늘어남에 따라 점점 심해지는 이명을 치료해 본 적은 없다. 변증대로 하자면 우차신기환이 좋을 것 같지만, 결국 노화는 한방약으로도 막을 수 없다. 아무래도 치료하기 어렵지 않을까 생각한다.

빈뇨와 실금

고령자 빈뇨는 좀처럼 이론적으로도 치료할 수 없는 것이고, 반면 중장년의 실금은 우차신기환이 그럭저럭 듣는다고 전저인 《고령자 한방진료》에 써두었기 때문에 여기서는 반복하지는 않겠다. 고령자가 면역기능이 저하되고, 만성적으로 요로감염 상태에 놓인다면 보중익기탕을 장기적으로 반년 가까이 복용시키면 좋다. 중년 여성에서 약간의 스트레스로도 바로 화장실에 가고 싶어지는 경우에는 청심연자음이 좋다. 이 처방들은 2, 3주 정도 시도해보면 반응을 알 수 있다.

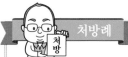

처방례

(중년 여성의 스트레스성 빈뇨에) 쯔무라 청심연자음 3포 매 식후, 3주간.

소아 야뇨증

기본적으로 신정부족(腎精不足)이므로 육미환을 장기간 복용시키면 되는데, 비기허(脾氣虛)라면 소건중탕을 간기울결(肝氣鬱結)이면 억간산을 병용한다.

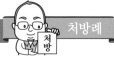

처방례

(신경질적인 소아 야뇨증에) 쯔무라 육미환 2포, 쯔무라 억간산 2포 아침저녁 식후.

거친 피부

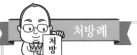

처방례

당귀음자. 겨울철 살결이 거칠고 가려워 힘들어 하는 사람. 1일 2포 아침저녁 매 식후. 4주간 복용하면 효과가 나타난다.

젊은 사람의 여드름

아토피피부염에서 다루었던 형개연교탕 또는 치두창일방. 육미환을 병용하면 좋다.

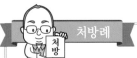

처방례

쯔무라 형개연교탕 3포 매 식후, 쯔무라 육미환 2포 아침저녁 식후.

반복되는 인두염, 편도염

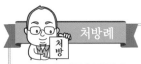

처방례

쯔무라 시호청간탕 2포 아침저녁 식후로 장기간(3개월)

정리하자면 이 정도겠다. 조금 더 있을 지도 모르겠지만, 그렇게 하다보면 끝나지 않을지도 몰라 이 정도에서 줄인다.

제14장

한방약 부작용

마지막으로 한방약을 사용할 때 주의해야만 할 부작용을 정리해두겠다. 노년의학회 가이드라인에도 이 내용이 수록되어 있다.

① 감초를 함유한 처방은 저칼륨혈증과 그에 따른 다양한 병태를 만들 수 있다.

② 마황은 아드레날린 유사작용이 있어 이로 인한 부작용이 발생할 수 있다.

③ 부자는 원래, 부정맥, 혈압저하, 호흡곤란 등을 일으키는 독성을 가지고 있기 때문에 적절히 수치(修治) 가공된 것을 사용한다.

④ 대황, 망초는 격심한 설사를 일으킬 수 있다.

⑤ 황금을 함유한 처방은 간질성폐렴을 일으킬 수 있다. 일반적으로 드문 부작용이지만, 인터페론과의 병용 시 발생빈도가 증가하기 때문에 인터페론과의 병용은 금기가 되겠다.

⑥ 산치자를 함유한 처방을 수년, 또는 10년 이상 계속 쓰면 정맥경화성 대장염이 일어날 우려가 있는 것으로 보고되어 있다.

이러한 약재를 함유한 의료용 한방엑기스제는 사실 전체의 80%를 넘는다. 따라서 한방진료를 할 때는 항상 이러한 부작용이 일어나지는 않았는지 확인할 필요가 있다.

❧ 마치며 ❧

처음에는 읽기 편한 책으로 만들어 볼 예정이었는데, 아무래도 현재의 근거 검색도 하지 않고는 이야기가 되지 않겠다고 생각하여 PubMed 검색을 해보았더니, 여기저기 흘려 버린 듯한 나쁜 책이 되어 버렸다. 그 대신, 중의학의 세계적 동향을 잘 알게 되지 않았나 생각한다. 이 정도로 근거의 질과 양이 차이가 나서는 '일본한방이 좋은가, 중의학이 좋은가' 같은 이야기가 사실 성립조차되지 않는다. 지금부터 중의학을 따라가서 뛰어 넘겠다고 노력하더라도 잘 될지 모르겠다. 중의학, 특히 중서의결합은 이제 일본한방이 도저히 손을 댈 수 없을 정도로 가버렸다. 만약 정말로 최첨단 중서의결합을 공부하고 싶다면, 중국에 유학을 가는 수밖에 없을 정도이다.

한방에 흥미를 보이는 사람이 때때로 EBM에 거부반응을 보이는 것은 이해할 수가 없다. 이 책에도 그 한 측면을 소개해 두었는데, 중의학은 EBM과 모순되는 점이 단 하나도 없다. 오히려 EBM 같은 방법론이 발달되기 시작하면서, 중의학이 그 진가를 세계에 알리기 시작할 수 있었다고 말해도 좋을 것 같다.

이런 방식은 본래의 중국전통의학이 아니다, 라는 주장도 있다. 하지만, '무엇이 본래의 중국전통의학인가?' 이에 대해 정해진 답은 없다. 중국 전통의학은 과거에서 진화해온 것이다. 일본처럼 문화문명을 외부에서 수입한 나라는 종종 '고형(古形)'을 중요하게 여기기도 한다. 오래된 것은 주변에 잘 남는다. 그에 비해, 중국 사람들은 현재 자신들이 하고 있는 의학이야말로 중국전통의학이라고 자연스레 느끼고 있으므로 변화를 두려워하지 않는다. 본가본원(本家本元)은 변해가고 있는 것이다. 현재 일본한방은 명대(明代) 정도 수준에 멈춰버린 형태인데, 한 번 더 '개국'하지 않으면 안 될 것 같다. 왠지 모르게 일본전통의학은 언젠가부터 쇄국 상태에 놓여 있다는 생각이 든다.

일본한방은 어째서 이렇게 늦어버린 것일까? 물론, 자국의 전통의학을 발전시키는 것을 확고한 국가정책으로 삼고 돈, 사람, 물자를 쏟아 붓고 있는 중국과 보험에만 한방약을 넣어둔 채 '보고도 못 본 채'를 지속하고 있는 일본의 자세가 근본적으로 다른 것 같다. 아이러니하게도 그 계기는 다름 아닌 한방약의 보험등록 그 자체에 있다고 생각하지 않을 수 없다.

한방이 보험에 들어간 것은 1967년이었는데, 그 경위가 일반의약품과 완전히 다르다. 당시 의료계의 '덴노'라고까지 불렸던 실력자 타케미 타로 의사회장의 권위를 실은 한 마디로 단 번에 등록되었다. 당시에도 근거의 미비를 우려하는 목소리도 있었지만, 실력자가 찍어 눌렀던 것이다. 이것을 당시 쾌거라고 했지만, 지금 돌아보면 그 후 긴 시간 일본한방의 학문적 발전을 저해하는 속박이 되어버렸다고 하지 않을 수 없다. 한번 부자연스러운 형태로 보험등록된 것이 기득권이 되어, 신약 개발을 할 수 없게 된 것이다. 신약을 의약품으로 신청하려면, 일반의약품과 동등한 시험이 요구된다. 한 번 그것을 통과한 것이 나타나고 나면, "자! 그럼 다른 한방약은 그대로 둬도 될까?"라는 이야기가 나오는 것을 피할 수 없다. 따라서 한방제약회사들은 신약을 만들어내지 않는다. 나라도, 이 이상의 이야기를 시끄럽게 만들고 싶지 않기 때문에 현재의 147처방을 인정해 주는 선에서 이야기를 끝내고 싶다고 생각할 것 같다.

그렇다면 학회는 무엇을 해왔을까? 일본 한방계를 대표하는 학회인 일본동양의학회는 그 간 쭉, 1례 보고를 연제발표로 진행해왔다. 내가 억간산 RCT를 처음으로 발표했을 때, 좌장은 '이런 발표는 의미가 없다'고 이야기했던 것을 지금도 기억한다. 그 좌장은 이후 학회장이 되었다. 일본동양의학회 창립자 중 한 명인 오츠카 케이세츠(大塚敬節)라는 사람은 '한방은 학문이 아니다. 술(術)이다'라고 주장하며 '한방은 의학이다'라고 주장한 사람을 이사회에서 쫓아내버렸다. '학회'가 자기 스스로 자신이 하고 있는 것을 학문이 아니다, 의술이다라고 당당하게 주장했기 때문에 어이가 없는 것이다. 이 발상이 21세기인 지금까지도 불식되고 있지 않다. 이 동양의학회의 자세도 일본한방이 뒤처지게 만든 큰 요인이다.

　이렇게 일본한방에 꼬투리를 잡으면서도 9장 '류마티스, 결합조직질환'에 대해서는 일본한방의 전문가인 도야마대학 노가미 타츠야 박사에게 집필을 부탁드렸다. 내가 류마티스를 진료하는 수준은 기껏 메토트렉세이트를 처방 내는 것 정도일 뿐으로, 이 정도 수준 이후는 전혀 관여를 하고 있지 않다보니, 요즘처럼 생물학적제제가 융성한 시대에 한방이 어떻게 류마티스나 결합조직질환에 관여할 수 있을 지는 전혀 모른다. 떡은 떡집, 전문가에게 부탁하는 것이 제일이다. 그래서 노가미 박사에게 부탁하게 되었다. 노가미 박사는 일본한방의 전문가이면서 현재 일본한방 근거구축 지연을 심히 우려하고 있는 전문가 중 한 사람이다. 또한 특별편 '방문진료'는 쇼난가마쿠라병원 요시자와 마사키 선생에게 집필을 부탁드렸다. 읽어보면 알 수 있을 것인데, 요시자와 선생은 재택진료의 전문가이며, 거기에 중의학을 종횡무진으로 응용할 수 있는 분이다.
　또 다른 한 장, 여성특유의 병태도 노가미 박사에게 집필을 부탁드렸다. 이유는 간단! 이 분야는 노가미 박사 쪽이 나보다 뛰어나기 때문이었다. 나는 도무지 여성의 호소를 이해하기가 어렵다. '저렇게 이야기하면 이렇다고 하고, 이렇게 이야기하면 저렇다고 하는, 도대체 의사에게 진찰을 받으러 온 것인지, 이야기를 하고 싶어 온 것인지' 이런 이야기하면 모든 여성을 적으로 돌려버릴 지도 모른다. 뭐 원래 노가미 박사는 웃는 얼굴의 살인 미소를 지닌 미소년이다. 사실은 그 미소로 여성의 호소 60%는 낫게 하지 않을까 나는 의심한다. 노가미 박사께서 써주신 내용들은 한방적으로 정말 타당 그 자체인데, 노가미 박사만큼 스마일에 자신이 없는 사람이 같은 치료를 해서 비슷한 정도의 효과를 올릴 수 있을지? 보증은 못하겠다.

　방제해설은 이번에도 《중의임상을 위한 방제학》《중의임상을 위한 중약학》(모두 고베중의학연구회편, 의치약출판) 위주로 참조했다. 온역론 관련 기록은 《중국의학의 역사》(전유강 외, 동양학술출판사, 1997)에서 채용했다. 《상한잡병론》(일본한방협회학술부편, 동양학술출판사, 1990)은 몇 번이나 살펴보았다. 중국 중의약대학 공통교재인《중의기초이론》의 일본어판(아사노 슈 역, 타니구치서점)은 오장육부(五臟六腑) 관련 기록을 참고해 사용했다. 온병학에 대해서는《중의임상을 위한 온병학 입문》(고베중의학연구회편, 동양학술출판)에서 따왔다. 또한 글 속에 몇 가지 참고서를 거론했는데, 그중 몇몇은 이번 집필을 하면서 참고하게 된 서적도 있다. 각 저자들에게 감사의 인사를 드린다. 또한 이번에 직접 인용하지는 않았지만《소문》《영추》(신역, 코소토 타케오, 타니구치서점)는 꽤 공부가 되었다. 《소문》《영추》는 중국전통의학의 기본 중 기본인《황제내경》에 해당한다. 하지만 황제내경의 원문은 고대중국어로 아무래도 나로선 읽기 어려운 면이 있었다. 이렇게 현대일본어로 번역된 책을 통해 이 전통의학의 기본 개념을 스스로 어느 정도 정리할 수 있었다.

이 책은 되도록 최신 근거를 소개하면서도 실제 진료는 주로 경험론으로 구성했다. 나 스스로의 경험이 기본이나, 이번에는《야마모토 이와오의 임상한방》(반도쇼조, 후쿠토미 토시아키, 메디컬유콘)에 큰 신세를 졌다. 야마모토 이와오 선생(1924-2001)은 쇼와부터 헤이세이 초기에 활약한 한방 명의나, 한방을 서양의학의 언어로 이해하는 독자적인 길을 걸었기 때문에, 예를 들어 일본동양의학회 같은 '주류파'에서 완전히 무시를 받았다. 그래서 나는 선생의 생존 당시, 그 존안을 뵙지도 못했고, 이 진보된 사고방식의 한방의가 있다는 것을 알지 못한 채 지내던 중, 선생이 서거해 버렸다. 하지만, 스스로가 일본동양의학회를 나와 한방계의 아웃사이너가 된 지금이 돼서, 반도쇼조 선생팀의 노력 덕분에 야마모토 이와오 선생 가르침의 한 단면을 접할 수 있었다. 이런 사람을 이단으로 보아 배제해 버린 것을 보고 또 한 번 이래서 역시 일본한방이 어려워졌구나 하는 생각을 하게 되었다.

하지만 나는 야마모토 선생의 레벨에서 만족해서는 안 된다고 생각한다. 그 선생은 혼자 개업의로써 가능한 수준을 해낸 것으로 '한방의학'이라는 학문을 재구축하고자 한다면, 거기에 머물러서는 안될 것이다. 야마모토 이와오 선생은 헤이세이까지 활약해왔기 때문에 EBM이라는 단어를 접하기는 했을 것 같지만, 그 어록 중 EBM은 등장하지 않는다. 그 당시는 약리기전만 이야기해도 바로 서양의학이 되던 시절이다. 그래서 야마모토 선생은 그런 방향성을 취했던 것 같다. 야마모토 이와오 선생이 EBM을 마주했다면 또 이야기는 달라졌을 것 같다.

몇 번이나 이야기하지만 일본한방에 가장 결여되어 있는 점은 정해진 학문체계가 존재하지 않는다는 점이다. 손끝의 잔재주 기술만 쫓아 학문을 정비하지 못했다. 중의학이 형이상학적이다 뭐다 해도 한 번 보라, 근거구축으로 저 멀리 도망가 버리지 않았는가? 술을 아무리 모으고 모아도 학문은 되지 않는다. 근거로 보강한 Logos가 필요하다. 단순한 의술은 후세에 발전할 여지가 없다. 전저《고령자 한방진료》에 이어서 나는 다시 한 번 이 점을 세상에 묻고 싶다. 어떻게든 한방을 의학으로 발전시켜 가지 않으면 안된다고.

이와사키 코우

❀ 역자후기 ❀

"정말 한의학을 하면서 EBM이 가능한가요?"
"논문으로 나온 것만 보고 진료를 할 수 있나요?"

모두 EBM에 대한 잘못된 이해, 그리고 잘못된 지도에 바탕을 둔 질문입니다. 많은 학생, 한의사들께 위와 같은 질문을 받아왔습니다. 아마도 제가 근거! 근거! 울부짖는 사람처럼 보였나 봅니다.

하지만 EBM, 곧 근거기반의학은
"현재까지 축적된 체계적인 연구결과를 통해 얻어진 과학적 근거를 바탕으로 판단자가 자신의 의학적 판단을 검토하는 행위"로 정의됩니다.
이 정의에 몇 가지 방점이 있는데, "현재까지" "체계적인 연구결과" "판단자가" 이 세 가지가 가장 중요합니다. 지금 이 순간까지 우리가 수집할 수 있는 연구결과를 의학적 판단을 할 의료인 자신이 어떤 진단적 또는 치료적 술기를 진행하기 전에 검토한 뒤, 의료행위를 하는 것. 이것이 바로 근거기반의학인 것입니다.

진료를 하다보면, 체계적 문헌고찰 및 메타분석 결과까지 근거가 넘쳐나는 영역이 있는가하면, 반대로 전문가의견 하나하나가 중요한 영역도 있습니다. 전문가의견 뿐인 분야라고 해서 의학적 판단을 하지 않을 것은 아니므로, 근거의 수준이나 양이 핵심이 아닙니다. 근거의 수준이나 양은 의학적 판단을 진행하는 판단자의 판단을 돕는 일종의 측량도구라고 생각하는 것이 좋겠습니다.

따라서 일상진료를 할 때, 우리 의료인은 항상 업데이트가 되어 있어야 하고, 그 업데이트에 기반하여 의학적 판단 역시 일신우일신(日新又日新) 해야 합니다. 면허를 취득한 한의사가 매년 보수교육을 통해 최신의 근거를 습득하고, 그를 통해 자신의 의학적 판단을 수정해가는 것, 이것이 근거기반의학입니다. 사실, 이런 행위는 누구나 하고 있는 것이기에 별로 새로운 것은 아닙니다. 아니 어찌 보면 보수교육 제도라는 것을 통해 모든 한의사들은 강제 받고 있습니다.

하지만, EBM의 기본적 방법론을 설명한 책은 많아도, 우리 한의사들이 참조할만한 EBM 실용서는 터무니없이 부족합니다. 최신 근거를 찾아보는 것까지는 기본서적을 보고도 할 수 있는데, 이것을 어떻게 받아들일지, 임상에서 어떻게 응용할지까지 설명한 책이 잘 없습니다. 근거를 찾아보라고만 했을 뿐, 근거가 부족한 경우에는 어떻게 판단하는지 적절한 예시를, 그것도 우리가 주로 활용하는 치료도구인 한약을 가지고 설명한 책은 찾기가 어렵습니다. 그 와중에 2018년 이와사키 선생의 새로운 책을 만났습니다.

이 책은 각 질환 영역별로 가장 유명한 의학데이터베이스인 PubMed에서 최신 근거를 검색하는데서 시작합니다. 읽어보신 분들은 다들 아시겠지만, 아직 대부분의 영역이 근거가 부족합니다. 이때 어떻게 접근해가는 것인지, 독자들이 이 책을 통해 경험해 볼 수 있으리라 생각합니다. 근거기반의학이라는 것이 더 이상 어렵지 않게 느껴지길 바랍니다. 우리가 한의대 6년의 학습기간 동안 몸에 익혀온 그대로가 바로 근거기반의학임을 체감할 수 있으면 좋겠습니다.

물론, 이 책의 내용을 통해 알 수 있듯 아직 한방약 관련 근거는 부족하기만 합니다. 보다 수준 높은, 많은 근거 축적이 있어야 할 것입니다. 이와사키 선생은 본문을 통해 중의학계와 견주어 일본한방계의 뒤쳐짐을 걱정하고 있습니다. 역자인 저 역시 국가주도 하에 힘차게 뛰어가는 중의학계를 바라보며 매번 부럽기만 합니다. 아직은 부족한 우리 현실을 빨리 깨닫고 조금이나마 중의학계를 따라가 보려, 아니면 흉내내보려 시도하는 우리 한의계가 되길 희망합니다. 동아시아 3국이 나란히 노력할 때, 동양의학계의 미래가 존재할 것입니다.

마지막으로 이 책을 번역하고자 했을 때, 선뜻 직접 승낙의사를 밝혀주시고 국내 번역자로 지목해주신 이와사키 선생께 우선 감사의 인사를 드립니다. 여러 서적을 번역해 왔지만 원저자에게 지목을 받은 것은 저에게 잊지 못할 사건이 될 것 같습니다.

아무쪼록 제 번역이 원 의도를 훼손하지 않았길 바랍니다. 국내의 많은 한의계 동료들에게 널리 읽히길 기대합니다.

코로나의 소용돌이 속에서
역자 권승원

처방색인

처방색인

저자소개

이와사키 코우

1990년 도호쿠대학 의학부졸업, 1997년 도호쿠대학대학원 의학계연구과 수료, 의학박사
케이아이카이 미야마병원 내과부장, 전 도호쿠대학부속병원 한방내과 임상교수

좋아하는 한방서적:《소문(素問)》
한방약을 처방할 때의 원칙:

  세간에는 한방의 how to가 널리 퍼져있다. 한방은 잘 알지 못하더라도, 우선 한방약을 사용해보자는 것이다. 의학부를 졸업하지 않고, 의사면허도 갖지 않은 채 당직의 매뉴얼만 보고 환자를 진료하자는 것과 같다. 그것이 얼마나 무서운 일인지, 알지 못하는 것일까? 초학자일수록, 우선 기본부터 공부해야만 한다. 기본을 알아둔 뒤 how to한다면 좋겠지만, 기본을 알지 못하는데, how to만으로 환자를 진료하는 것은 아무래도 무리이다. 한방이기 때문에 EBM은 관계없다는 것도 틀렸다. 전통의학에는 지금 엄청난 근거가 축적되어가고 있다. 다만 일본에서 진행하는 연구가 꽤 늦어지고, 정보격차가 심각할 뿐이다. 이 책은 기본적인 것을 서술하면서, 근거에 대해서도 널리 섭렵했다. 이것이야말로 최신 한방의학의 기본서이다.

(담당: 1~9, 11, 13, 14장, 10장은 처방례만)

노가미 타츠야

1998년 도야마의과약과대학 의학부졸업, 2010년 도야마대학대학원 의약계연구과 수료, 의학박사
도야마대학대학원 의약학연구부 화한진료학강좌 조교. 가시마노재병원, 아소이즈카병원에서 내과, 한방의학 연구를 진행하며 현재에 이르고 있다.

좋아하는 한방서적: 오다이 요도《유취방광의(類聚方廣義)》, 하라 겐인《상한론도설(傷寒論圖說)》
한방약을 처방할 때의 원칙:
'한방으로 낫지 않는 병은 없다'라는 전제에서 눈앞의 환자가 좋아지지 않으면,

그것은 내가 선택한 처방이 틀렸기 때문이라고 생각하여, 한계를 만들지 않도록 한다. 한방약을 처방할 때는 낮게 할 목적으로 처방한다. 그렇지 않으면 한방의학에도 환자분들에게도 실례이다. 또한 처방을 할 때 되도록 심플하게 하도록 신경을 쓴다. 구체적으로는 진료할 때 가능한 1가지 처방으로 치료를 진행하려 하며, 많더라도 2가지 처방 병용까지 하는 정도로 한다. 약재 중복이나 양약과의 약제 상호작용 문제도 있지만, 그 이상으로 내 진료를 견학하고 있는 학생이나 수련의들이 이해하기 쉽게, 흉내내기 쉽게 하는 것이 중요하다고 생각하기 때문이다. 언제라도 '왜 그 처방인가'를 명확히 설명할 수 있는 진료를 하려 한다. 당연한 처방을 당연하게 사용하고, 당연하게 환자를 치료하는 것이 평소 이상이다. 그리고 '당연한' 수준을 가능한 높여가는 것을 목표로 하고 있다.

(담당: 9, 12장)

요시자와 마사키
1994년 야마나시의과대학 (현 야마나시대학 의학부) 졸업
쇼난가마쿠라 종합병원 내과, 류마티스과부장, 방문진료실장
좋아하는 한방서적: 《의종금감(醫宗金鑑)》, 《임증지남의안(臨証指南醫案)》

한방약을 처방할 때의 원칙:
기본적으로 중국의학의 변증론치에 기초한 엑기스제, 전탕약을 이용한 치료를 한다. 때때로 엑기스제 치료 시 2가지 처방 병용도 한다. 일본한방적 이론을 뺀 직감적 의료도 적절히 도입하고 싶다. 식사요법을 포함한 생활지도, 침구 서양의학 등도 융통하여 장벽 없이 활용하며 대응하고 싶다.

(담당: 10장)

역자 소개

권승원
경희대학교 한의과대학 순환신경내과학교실 조교수
한의학박사, 한방내과전문의

내과 한방진료

『EBM 한방내과 진료의 실제』

2020년 7월 29일 1판 1쇄 발행

지은이   이와사키 코우 · 노가미 타츠야 · 요시자와 마사키
옮긴이   권승원

발행인   최봉규
발행처   청홍(지상사)
출판등록   1999년 1월 27일 제2017-000074호

주소   서울 용산구 효창원로64길 6(효창동) 일진빌딩 2층
우편번호   04317
전화번호   02)3453-6111 팩시밀리 02)3452-1440
홈페이지   www.cheonghong.com
이메일   jhj-9020@hanmail.net

한국어판 출판권 ⓒ 청홍(지상사), 2020
ISBN   978-89-90116-01-7 [04510]
ISBN   978-89-90116-02-4 [세트]

이 도서의 국립중앙도서관 출판시도서목록(CIP)은 e-CIP홈페이지(http://www.nl.go.kr/ecip)와
국가자료공동목록시스템(http://www.nl.go.kr/kolisnet)에서 이용하실 수 있습니다.
(CIP제어번호: CIP2020026497)

플로차트 한약치료

니미 마사노리 | 권승원

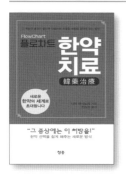

이 책은 저자의 의도가 단순하다. 일단 실제 임상에서 정말로 한약을 사용할 수 있게 하기 위한 입문서다. 그래서 한의학 이론도 한의학 용어도 일절 사용하지 않았다. 서양의학 치료로 난관에 부딪힌 상황을 한약으로 한번쯤 타계해 보자는 식의 사고방식이다.

값 17,700원 사륙변형판(112*184) 240쪽
ISBN978-89-90116-77-2 2017/8 발행

플로차트 한약치료2

니미 마사노리 | 권승원

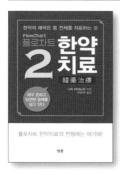

기본 처방에 해당되는 것을 사용하면 될 것을 더 좋은 처방이 없는지 고민한다. 선후배들이 그런 일로 일상 진료에 고통을 받는 것을 자주 목격했다. 2권은 바로 매우 흔하고, 당연한 증례를 담고 있다. 1권을 통해 당연한 상황에 바로 낼 수 있는 처방이 제시되었다.

값 19,500원 사륙변형판(120*188) 256쪽
ISBN 978-89-90116-87-1 2019/2 발행

한방내과 임상 콘퍼런스

오노 슈지 | 권승원

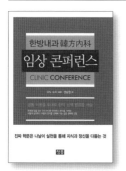

한방의학은 이 종합진료과와 유사한 의료 진단 치료 행위를 가지고 있다. 여러 질환이 병존하여 특정 전문진료과 만으로 대응하기 어려울 때 이 송합신료과가 손재 의의를 가지기 때문이다. 또한 종합진료과는 '불명열'처럼 원인을 잘 모르는 질병 치료에 장점이 있다.

값 28,000원 국판(150*210) 334쪽
ISBN978-89-90116-80-2 2018/4 발행

간단 한방처방

니미 마사노리 | 권승원

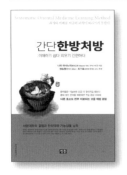

과학이 발전하고 진보했어도 과거 한의학의 지혜나 예술적인 지혜를 아직 수치화할 수 없다. 서양의학적인 진료에서는 환자를 보지 않고 검사치나 진단리포트를 보는 경우가 많다. 저자는 체험을 통하여 아주 논리적으로 한의학은 좋은 양생 중에 하나라는 것을 납득시켜는 책이다.

값 18,000원 신국판(153*225) 200쪽
ISBN978-89-90116-64-2 2015/1 발행

간단 한방철칙

니미 마사노리 | 권승원

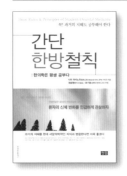

저자는 복용하던 양약은 부디 끊지 마라. 그렇지 않으면 증상이 악화되었을 때, 한방처방이 악영향을 미친 것인지, 양약 중단이 증상을 악화시킨 것인지 판단할 수 없다는 것이다. 한약과 양약 그리고 한방의 소소한 이야기 195가지를 아주 쉽게 풀어 쓴 책이다.

값 18,000원 신국판(153*225) 221쪽
ISBN978-89-90116-68-0 2015/10 발행

고령자 한방진료

이와사키 코우 외2 | 권승원

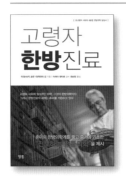

서양의학의 사고방식과 우열을 비교하거나 서로 공존할 수 없는 것이라고 생각하지 않는다. 그렇지만 한방진료의 미래에도 이 책이 매우 중요한 역할을 하리라 생각된다. 고령자 한방진료는 최첨단 서양의학을 공부해온 독자 여러분들이 이 책을 꼭 읽어보면 좋겠다.

값 18,500원 신국판(153*225) 176쪽
ISBN978-89-90116-83-3 2018/10 발행

경락경혈 피로 처방전

후나미즈 타카히로 | 권승원

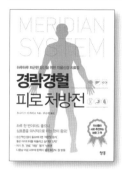

경락에는 몸을 종으로 흐르는 큰 경맥과 경맥에서 갈려져 횡으로 주행하는 낙맥이 있다. 또한 경맥에는 정경이라는 장부와 깊은 관련성을 가지는 중요한 12개의 경락이 있다. 장부란 한의학에서 생각하는 몸의 기능을 각 신체 장기에 적용시킨 것이다.

값 15,400원 국판(148*210) 224쪽
ISBN978-89-90116-94-9 2019/9 발행

脈診術 맥진술

오사다 유미에 | 이주관 전지혜

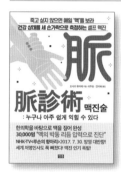

사람들이 일상생활 속에서 스스로 혈류 상태를 확인할 수 있는 단 한 가지 방법이 있다. 그것은 바로 '맥진'이다. 맥진으로 맥이 빠른지 느린지, 강한지 약한지 또는 깊은지 얕은지를 알 수 있다. 이 책의 목적은 맥진으로 정보를 읽어 들이는 방법을 소개한 책이다.

값 14,700원 국판(148*210) 192쪽
ISBN978-89-90116-07-9 2019/9 발행

만지면 알 수 있는 복진 입문

히라지 하루미 | 이주관 장은정

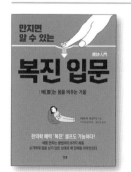

한약을 복용하는 것만이 '한의학'은 아니다. 오히려 그에 앞선 진단과 그 진단에 대한 셀프케어에 해당하는 양생이 매우 중요하다. 이러한 한의학 진단 기술 중 하나에 해당하는 것이 바로 복진이다. 이 책은 기조부터 목증에 알맞은 한약 처방까지 총망라한 책이다.

값 15,800원 국판(148*210) 216쪽
ISBN978-89-90116-08-6 2019/8 발행

공복 최고의 약

아오키 아츠시 | 이주관 이진원

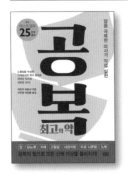

저자는 생활습관병 환자의 치료를 통해 얻은 경험과 지식을 바탕으로 다음과 같은 고민을 하게 되었다. "어떤 식사를 해야 가장 무리 없이, 스트레스를 받지 않으며 질병을 멀리할 수 있을까?" 그 결과, 도달한 답이 '공복'의 힘을 활용하는 방법이었다.

값 14,800원 국판(148*210) 208쪽
ISBN978-89-90116-00-0 2019/11 발행

영양제 처방을 말하다

미야자와 겐지 | 김민정

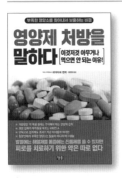

인간은 종속영양생물이며, 영양이 없이는 살아갈 수 없다. 그렇기 때문에 영양소가 과부족인 원인을 밝혀내다 보면 어느 곳의 대사회로가 멈춰 있는지 찾아낼 수 있다. 영양소에 대한 정보를 충분히 활용하여 멈춰 있는 회로를 다각도에서 접근하여 개선하는 것에 있다.

값 14,000원 국판(148*210) 208쪽
ISBN978-89-90116-05-5 2020/2 발행

암을 스스로 치료하고 싶은 사람을 위한 셀프케어 실천 노트

노모토 아츠시 | 정승욱

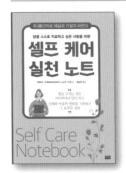

저자의 어머니는 36년이라는 오랜 기간에 걸쳐 '유방암' '담관암' '위암' '간암'이라는 네 가지 암을 경험했다. 스스로의 치유력을 믿고 가족과 협력하여 세 개의 암을 극복해냈다. 네 번째 암인 간암은 첫 유방암 수술 당시 수혈로 감염된 C형 간염이었다. 그런데 40년 가까이 지나면서…

값 12,300원 국판(153*225) 128쪽
ISBN978-89-90116-03-1 2020/6 발행

한의학 교실

네모토 유키오 | 장은정 이주관

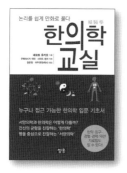

한의학의 기본 개념에는 기와 음양론 오행설이 있다. 기라는 말은 기운 기력 끈기 등과 같이 인간의 마음 상태나 건강 상태를 나타내는 여러 가지 말에 사용되고 있다. 행동에도 기가 관련되어 있다. 무언가를 하려면 일단 하고 싶은 기분이 들어야한다.

값 16,500원 신국판(153*224) 256쪽
ISBN978-89-90116-95-6 2019/9 발행

치매 걸린 뇌도 좋아지는 두뇌 체조

가와시마 류타 | 오시연

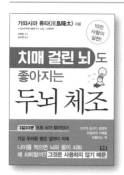

이 책을 집어 든 여러분도 '어쩔 수 없는 일'이라고 받아들이는 한편으로 해가 갈수록 심해지는 이 현상을 그냥 둬도 될지 불안해 할 것이다. 요즘 가장 두려운 병은 암보다 치매라고 한다. 치매, 또는 인지증(認知症)이라고 불리는 이 병은 뇌세포가 죽거나 활동이 둔화하여 발생한다.

값 12,800원 신국판변형(153*210) 120쪽
ISBN978-89-90116-84-0 2018/11 발행

치매 걸린 뇌도 좋아지는 두뇌 체조 드릴drill

가와시마 류타 | 이주관 오시연

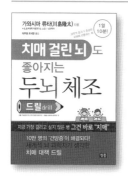

너무 어려운 문제에도 활발하게 반응하지 않는다. 단순한 숫자나 기호를 이용하여 적당히 어려운 계산과 암기 문제를 최대한 빨리 푸는 것이 뇌를 가장 활성화한다. 나이를 먹는다는 것은 '나'라는 역사를 쌓아가는 행위이며 본래 인간으로서의 발달과 성장을 촉진하는 것이다.

값 12,800원 신국판변형(153*210) 128쪽
ISBN978-89-90116-97-0 2019/10 발행

침구진수 鍼灸眞髓

시로타 분시 | 이주관

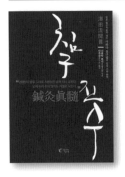

이 책은 선생이 환자 혹은 제자들과 나눈 대화와 그들에게 한 설명까지 모두 실어 침구치료술은 물론 말 한 마디 한 마디에 담겨 있는 사와다 침구법의 치병원리까지 상세히 알 수 있다. 마치 사와다 선생 곁에서 그 침구치료법을 직접 보고 듣는 듯한 생생한 느낌을 받을 수 있을 것이다.

값 23,000원 크라운판(170*240) 240쪽
ISBN978-89-6502-151-3 2012/9 발행

피곤한 몸 살리기

와다 겐타로 | 이주관 오시연

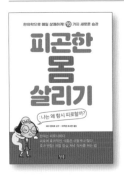

피로를 느낄 때 신속하게 그 피로를 해소하고 몸을 회복시키는 여러 가지 방법을 생활 습관과 심리적 접근법과 함께 다루었다. 또 식생활에 관해 한의학적 지식도 덧붙였다. 여기서 전하는 내용을 빠짐없이 실천할 필요는 없다. 자신이 할 수 있을 만한 것을…

값 13,500원 사륙판(128*188) 216쪽
ISBN978-89-90116-93-2 2019/6 발행

수수께끼 같은 귀막힘병 스스로 치료한다

하기노 히토시 | 이주관 김민정

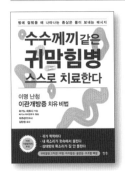

고막 안쪽이 '중이'라고 불리는 공간이다. 중이에는 코로 통하는 가느다란 관이 있는데, 이것이 바로 이관이다. 이관은 열리거나 닫히면서 중이의 공기압을 조절하는 역할을 하는데, 이 이관이 개방되어 있는 상태가 지속되면 생기는 증상이 이관개방증이다.

값 14,000원 국판(148*210) 184쪽
ISBN978-89-90116-92-5 2019/6발행

당뇨병이 좋아진다

미즈노 마사토 | 이주관 오승민

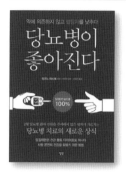

당질제한을 완벽하게 해낸 만큼 그 후의 변화는 매우 극적인 것이었다. 1년에 14kg 감량에 성공했고 간(肝)수치도 정상화되었다. 그뿐만 아니라 악화일로였던 당화혈색소도 기준치 한계였던 5.5%에서 5.2%로 떨어지는 등 완전히 정상화되었다. 변화는 그뿐만이 아니었다.

값 15,200원 국판(148*210) 256쪽
ISBN978-89-90116-91-8 2019/5 발행

약에 의존하지 않고 콜레스테롤 중성지방을 낮추는 방법

나가시마 히사에 | 이주관 이진원

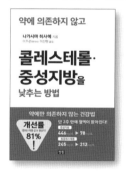

일반적으로 사람들은 콜레스테롤과 중성지방의 수치가 높으면 건강하지 않다는 생각에 낮추려고만 한다. 하지만 혈액 검사에 나오는 성분들은 모두 우리 인간의 몸을 이루고 있는 중요한 구성 물질들이다. 이 책은 일상생활에서 스스로 조절해 나가기 위한 지침서다.

값 13,800원 사륙판(128*188) 245쪽
ISBN978-89-90116-90-1 2019/4 발행

혈압을 낮추는 최강의 방법

와타나베 요시히코 | 이주관 전지혜

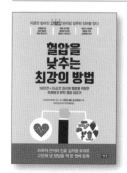

저자는 고혈압 전문의로서 오랜 임상 시험은 물론이고 30년간 자신의 혈압 실측 데이터와 환자들의 실측 데이터 그리고 다양한 연구 논문의 결과를 책에 담았다. 또 직접 자신 혈압을 재왔기 때문에 혈압의 본질도 알 수 있었다. 꼭 읽어보고 실천하여 혈압을 낮추길 바란다.

값 15,000원 국판(148*210) 256쪽
ISBN978-89-90116-89-5 2019/3 발행

무릎 통증은 뜸을 뜨면 사라진다!

가스야 다이치 │ 이주관 이진원

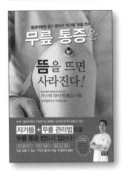

뜸을 뜨면 그 열기가 아픈 무릎을 따뜻하게 하고, 점점 통증을 가라앉게 해 준다. 무릎 주변의 혈자리에 뜸을 뜬 사람들은 대부분 이와 비슷한 느낌을 털어놓는다. 밤에 뜸을 뜨면 잠들 때까지 온기가 지속되어 숙면할 수 있을 뿐 아니라, 다음날 아침에도 몸이 가볍게 느껴진다.

값 13,300원 신국변형판(153*210) 128쪽
ISBN978-89-90116-04-8 2020/4 발행

혈관을 단련시키면 건강해진다

이케타니 토시로 │ 권승원

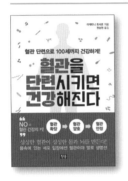

이 책은 단순히 '어떤 운동, 어떤 음식이 혈관 건강에 좋다'를 이야기하지 않는다. 동양의학의 고유 개념인 '미병'에서 출발하여 다른 뭔가 이상한 신체의 불편감이 있다면 혈관이 쇠약해지고 있는 사인임을 인지하길 바란다고 적고 있다. 또한 관리법이 총망라되어 있다.

값 13,700원 사륙판(128*188) 228쪽
ISBN978-89-90116-82-6 2018/6 발행

의사에게 의지하지 않아도 암은 사라진다

우쓰미 사토루 │ 이주관 박유미

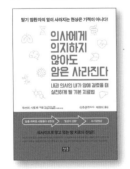

암을 극복한 수많은 환자를 진찰해 본 결과 내가 음식보다 중요시하게 된 것은 자신의 정신이며, 자립성 혹은 자신의 중심축이다. 그리고 왜 암에 걸렸는가 하는 관계성을 이해하는 것이다. 자신의 마음속에 숨어 있는 것이 무엇인지, 그것을 먼저 이해할 필요가 있다.

값 15,300원 국판(148*210) 256쪽
ISBN978-89-90116-88-8 2019/2 발행

얼굴을 보면 숨은 병이 보인다

미우라 나오키 | 이주관 오승민

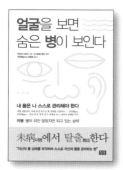

미우라 클리닉 원장인 미우라 나오키 씨는 "이 책을 읽고 보다 많은 사람이 자신의 몸에 관심을 가졌으면 하는 바람입니다. 그리고 이 책이 자신의 몸 상태를 파악하여 스스로 자신의 몸을 관리하는 방법을 배우는 계기가 된다면 이보다 더 큰 기쁨은 없을 것"이라고 했다.

값 13,000원 신국판(153*225) 168쪽
ISBN978-89-90116-85-7 2019/1 발행

예쁜 몸과 아름다운 마음으로 사는 법

스즈키 치세 | 이주관 이진원

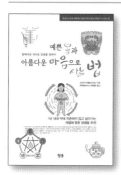

사람이 살아가는 사계절을 이해하여 어떤 대책을 세우는 것이 좋은지 배우는 것이다. '몸'과 '마음'이 무리하지 않게 하는 것을 최우선으로 하면서 복장이나 식사, 생활 스타일 무엇이든 괜찮다. 이 책에서 말하는 황제내경 365일 양생이 예쁜 몸과 아름다운 마음으로 사는 법이다.

값 14,200원 국판(148*210) 256쪽
ISBN978-89-90116-81-9 2018/6 발행

우울증 먹으면서 탈출

오쿠다이라 도모유키 | 이주관 박현아

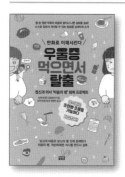

매년 약 1만 명 정도가 심신의 문제가 원인이 되어 자살하고 있다. 정신의학에 영양학적 시점을 도입하는 것이 저자의 라이프워크이다. 음식이나 영양에 관한 국가의 정책이나 지침을 이상적인 방향으로 바꾸고 싶다. 저자 혼자만의 힘으로 이룰 수 없다.

값 14,800원 국판(148*210) 216쪽
ISBN978-89-90116-09-3 2019/7 발행

경락경혈 103, 치료혈을 말하다

리즈 | 권승원 김지혜 정재영 한가진

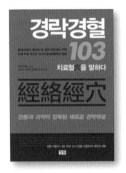

경혈을 제대로 컨트롤하면 일반인들의 건강한 생활을 도모할 수 있음을 정리하였다. 이 책은 2010년에 중국에서 베스트셀러 1위에 올랐을 정도로 호평을 받았다. 저자는 반드시 의사의 힘을 빌릴 것이 아니라 본인 스스로 매일 일상생활에서 응용하여 건강하게 살 수 있다.

값 27,000원 신국판(153*225) 400쪽
ISBN978-89-90116-79-6 2018/1 발행

뇌졸중 재활

미요시 세이도 | 권승원

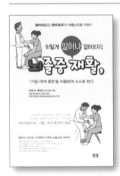

고도의 기술은 뇌졸중 진료에서 중요한 치료이지만, 이런 치료도 마비를 회복시키는 효과는 부족하다. 중요한 것은 급성기 약물치료 및 수술요법과 함께 급성기 재활을 시작하는 것이다. 하지만 충분한 재활을 할 수 있는 급성기 병원은 거의 없는 것이 현실이다.

값 15,500원 신국판(153*225) 204쪽
ISBN978-89-90116-74-1 2016/3 발행

상한금궤 약물사전

伊田喜光 根本幸夫 鳥居塚和生 外 | 김영철

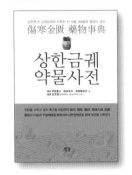

한의학의 주요 원전인 《상한론》과 《금궤요략》의 처방에 사용된 약물 하나하나의 기원, 성분, 별칭, 성질 등을 광범위하게 조사 연구하고, 쓰임새에 따라 정리한 해설서다. 단순한 약물해설서가 아니라 상한금궤 두 고전에 초점을 맞추어 조사한 서적이다.

값 45,000원 사륙배판(188*254) 384쪽
ISBN978-89-90116-39-0 2011/3 발행

상한(傷寒), 갈등과 해소의 이론

이정찬

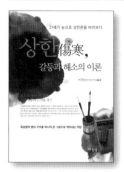

현대적 시각에 맞게 실용적인 새로운 개념을 정립하는 것을 목표로 했으며, 따라서 상한론에 관한 제가설을 떠나서 독자적인 해석을 통해 전체 흐름을 정리하고자 했다. 또한 음양오행이나 영위기혈, 오운육기 등은 비록 황제내경으로부터 출발한 한의학 개념들이지만…

값 55,000원　국전대판(170*240)　752쪽
ISBN978-89-90116-62-8　2014/11 발행

심장 · 혈관 · 혈압 고민을 해결하는 방법

미나미 카즈토모 | 이주관 오시연

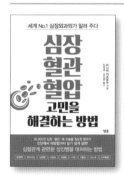

가장 흔한 질병은 고혈압이다. 고혈압 후보까지 합치면 60세 이상 중 절반이 심혈관 질환에 관련된 어떤 증상을 앓고 있다. 저자는 이 책을 심혈관 계통 질환에 시달리는 사람과 그 질환에 걸릴까봐 불안한 사람에게 직접 조언하는 심정으로 썼다고 한다.

값 13,500원　사륙판(128*188)　200쪽
ISBN978-89-90116-06-2　2019/11 발행

한의학의 봄

정우진

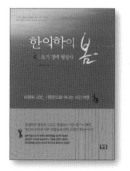

한의학이란 무엇인가라는 질문은 철학적 질문으로써, 이 질문에 답하기 위해서는 한의학의 경계를 넘어서야 한다. 기의 존재론이나 동양의 사유방식과 같은 것들에 의거하지 않고는 한의학이란 무엇인가라는 실문에 답할 수 없다. 또한 특정한 시대정신을 배제하고는 한의학의 시대적…

값 18,000원　신국변형판(153*210)　224쪽
ISBN978-89-90116-67-3　2015/6 발행

세상에서 가장 쉬운 통계학 입문

고지마 히로유키 | 박주영

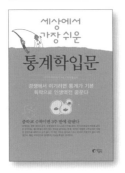

이 책은 복잡한 공식과 기호는 하나도 사용하지 않고 사칙연산과 제곱, 루트 등 중학교 기초수학만으로 통계학의 기초를 확실히 잡아준다. 마케팅을 위한 데이터 분석, 금융상품의 리스크와 수익률 분석, 주식과 환율의 변동률 분석 등 쏟아지는 데이터…

값 12,800원 신국판(153*224) 240쪽
ISBN978-89-90994-00-4 2009/12 발행

세상에서 가장 쉬운 베이즈통계학 입문

고지마 히로유키 | 장은정

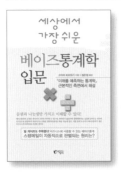

베이즈통계는 인터넷의 보급과 맞물려 비즈니스에 활용되고 있다. 인터넷에서는 고객의 구매 행동이나 검색 행동 이력이 자동으로 수집되는데, 그로부터 고객의 '타입'을 추정하려면 전통적인 통계학보다 베이즈통계를 활용하는 편이 압도적으로 뛰어나기 때문이다.

값 15,500원 신국판(153*224) 300쪽
ISBN978-89-6502-271-8 2017/4 발행

만화로 아주 쉽게 배우는 통계학

고지마 히로유키 | 오시연

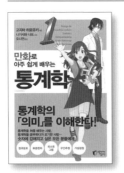

비즈니스에서 통계학은 필수 항목으로 자리 잡았다. 그 배경에는 시장 동향을 과학적으로 판단하기 위해 비즈니스에 마케팅 기법을 도입한 미국 기업들이 많다. 마케팅은 소비자의 선호를 파악하는 것이 가장 중요하다. 마케터는 통계학을 이용하여 시장조사 한다.

값 15,000원 국판(148*210) 256쪽
ISBN978-89-6502-281-7 2018/2 발행